T0055185

Tai Chi

ROBIN
BOOK

Tai Chi
Zhang Yutang

esenciales
ROBIN
BOOK

© 2014, Zhang Yutang

© 2014, Ediciones Robinbook, s. l., Barcelona

Diseño de cubierta: Regina Richling

Ilustración de cubierta: iStockphoto.

Diseño interior: Eva Alonso

ISBN: 978-84-9917-349-8

Depósito legal: B-622-2014

Impreso por Gràfiques Cromo Quatre, c/ Amílcar, 80, 08032 Barcelona

Impreso en España - *Printed in Spain*

Índice

Introducción

Los escritos que han llegado hasta nuestros días sobre la antigua China relatan el interés que esta cultura ha tenido desde siempre por entender la naturaleza y todo cuanto acontecía en ella, con el fin último de conocer el secreto de la inmortalidad.

Junto al estudio y la prescripción de remedios fitoterapéuticos y la realización de ejercicios energéticos, los chinos desarrollaron técnicas de respiración lenta y profunda que solían durar horas. Existía la creencia de que si un hombre estaba tenso debido a una preocupación o una aflicción, la respiración se hacía dificultosa y superficial, lo que impedía que la energía circulase eficazmente.

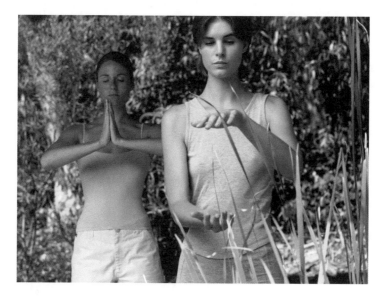

Con la llegada de los diferentes periodos imperiales y la consecuente formación de un ejército que surgía de los mismos monasterios diseminados por todo el país, se forjaron diferentes artes marciales cuya base era un entrenamiento riguroso, sutil e intenso. Los guerreros chinos llegaban así a tener un control perfecto de sus cuerpos, su mente y su espíritu, integrando aspectos como la meditación o la respiración en sus ejercicios.

A principios de nuestra era, un médico desarrolló una serie de movimientos que copiaban las pautas de los animales. Años más tarde esos movimientos se vincularon a una pauta continua, lo que dio como resultado una mayor concentración y profundización de los ejercicios.

En el origen del Tai Chi o Tai Chi Chuan se entremezcla el mito y la leyenda, atribuyéndose sus inicios a un monje taoísta llamado Zhang Sanfeng que, tras observar cómo peleaban una grulla y una serpiente ideó una serie de movimientos de defensa personal a partir de los cuales evolucionaría este arte marcial.

El Tai Chi forma parte de la Filosofía de la Naturaleza China y, como tal, está vinculado directamente con otros conceptos como el yin y el yang, el Chi (Qi) y, por sus aplicaciones terapéuticas, con otros aspectos de la medicina tradicional china.

El Tai-Chi Chuan (o taijiquan) fue transmitido entre los taoístas durante un largo periodo de tiempo, con lo que se le fueron aportando las mejoras internas que se iban desarrollando con las prácticas propias del taoísmo. Personajes significativos taoístas, dentro de este arte marcial fueron también Wang Zong Yue y Jiang Fa, quienes escribieron sendos tratados.

Hoy en día, el Tai Chi ya no se practica como un arte marcial sino que forma parte de un conjunto de terapias alternati-

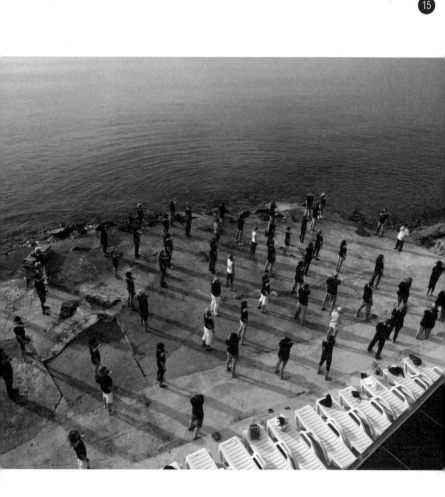

vas que tratan de buscar un mayor equilibrio físico y psíquico en la persona.

Este libro presenta una atractiva introducción a la práctica de esta técnica y una exposición de los estilos más populares con el fin de que cualquier persona pueda obtener unas nociones básicas, sea cual sea su edad, y pueda conseguir la flexibilidad de un niño, la fuerza de un leñador y la tranquilidad mental de un sabio.

1. Principios básicos del Tai Chi

El origen del Tai Chi

El Tai Chi o Tai Chi Chuan que conocemos hoy en día surge de un antiguo arte marcial chino, una serie de movimientos diseñados para dar equilibrio y flexibilidad al cuerpo humano con el objeto de defenderse del enemigo. Hoy en día se considera una práctica físico-espiritual, capaz de prevenir las enfermedades y aumentar la longevidad.

La cultura china, en sus primeros escritos, revelaba en sus estudios científicos que trataban de entender el modo en que vibraba el Universo con el objetivo último de hallar un secreto que garantizara la inmortalidad o les permitiera gozar de una vida muy larga.

Los chinos pensaban que la salud de una persona estaba ligada al flujo de energía que corría por su cuerpo. Con ese fin, algunas personas se dedicaban a observar los efectos de las plantas sobre las personas y analizaban el cuerpo humano para curar sus dolencias específicas. A cada enfermedad, le asignaron su propio ejercicio físico específico.

Esta energía se denomina Chi, algo que los griegos ya conocían con el nombre de *pneuma*, los romanos *spiritus* y que en Occidente se conoce como *fuerza vital*. El Chi, literalmente "aire, aliento o disposición de ánimo", se conoce también como el principio activo que forma parte de todo ser vivo. La interrupción de su libre flujo es la base de los trastornos físicos y psicológicos. El ser humano puede controlar y utilizar esta energía a través de distintas técnicas, entre las que se halla el Tai Chi.

Junto al desarrollo de la fitoterapia y a la correcta canalización de la energía a través del cuerpo, los chinos también desarrollaron técnicas de respiración específica. Cuando una persona se encuentra preocupada o afligida, la respiración se hace más lenta y superficial, lo que impide que la sangre circule eficazmente.

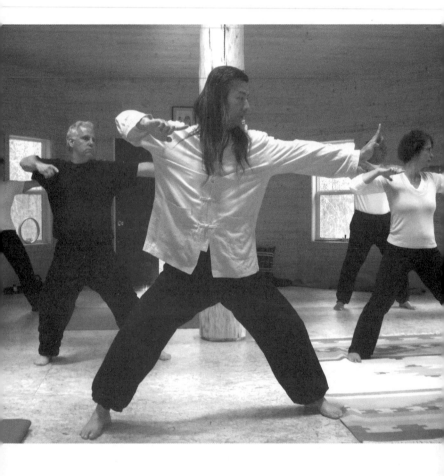

Todo ello hacía que el entrenamiento de sus guerreros fuera riguroso, sutil e intenso. Para aprender el perfecto movimiento de su cuerpo, su mente y su espíritu, los guerreros chinos entrenaban su Chi hasta un nivel muy profundo. Este entrenamiento estaba integrado en las formas de artes marciales que utilizaban, y esas prácticas y meditaciones se transmitían secretamente en los monasterios diseminados por todo el país. De ahí, que surgieran dos escuelas, la que propugnaba una acción muscular intensa que producía energía y una escuela más moderada donde la acción era no agresiva y flexible. La escuela moderada es la base del Tai Chi que conocemos hoy en día.

La curiosa historia de Zhang Sanfeng

Este maestro taoísta chino formalizó una serie de ejercicios de estilo moderado en un conjunto unificado de movimientos, algo que sería el preludio de lo que más tarde se conocería como Tai Chi.

Zhang era un hombre que medía dos metros de altura y erraba por las montañas de China con prendas viejas. Su motivación era hallar un sistema marcial basado en los conocimientos del cuerpo y la energía Chi.

Zhang practicó con la acupuntura y descubrió que si la aguja penetraba demasiado profundamente en ciertos puntos, las personas podían enfermar a causa del detenimiento del Chi y este desequilibrio podía llevar las personas hasta a la muerte.

Un día, caminando por un bosque, encontró a una grulla luchando con una serpiente. La grulla atacaba con su largo pico haciendo acometidas directas, pero la serpiente era capaz de evitar los ataques de la grulla cambiando su forma y su posición, deslizándose y luego atacando rápidamente. De ello dedujo que un oponente más débil tenía la posibilidad de vencer a uno más fuerte si se volvía flexible y escurridizo. E incorporó estos ejercicios a un arte marcial. Lo que proyectó finalmente fue una serie de doce sucesiones de movimientos llamadas formas.

El camino de la naturaleza

El Tai Chi nos enseña a actuar sin forzar, a movernos de acuerdo con los flujos de la naturaleza. En el Tai Chi cuerpo y mente deben ser entrenados de acuerdo con las leyes del taoísmo. Cuando el sexo se reprime, el individuo no puede alcanzar la Iluminación, no puede trascender su ser y por tanto queda lejos de alcanzar su mayor potencial de energía y bienestar. Al abrir el corazón, se produce una conexión profunda con «el otro», un verdadero encuentro capaz de sublimar los sentimientos más escondidos y de transformar la persona en un nuevo ser.

Cuando se observa una pintura china, los paisajes son inmensos, con enormes montañas y amplios cielos, mientras que las personas en él representadas son diminutas. Ello es debido a que los chinos se sentían intimidados por la vastedad y el misterio del Universo. En cambio, el arte occidental sitúa

El taoísmo

El taoísmo es la raíz de la cultura China, su esencia. Este sistema filosófico, atribuido a Lao Tsé, parte del concepto de unidad absoluta, siendo el objetivo final la inmortalidad. El Tao es el camino que deben emprender todos los seres, el principio sin nombre del Cielo y de la Tierra. El camino del Tao es el de la consciencia pura, la verdad interna que esconden todas las cosas.

Este camino incluye la purificación de uno mismo a través del control de los apetitos y las emociones, lo cual se logra parcialmente a través de la meditación, el control de la respiración y otras formas de autodisciplina, por lo general bajo la supervisión de un maestro.

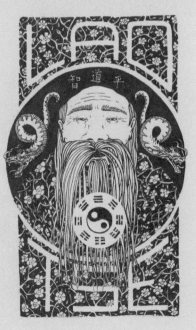

El taoísmo debe entenderse como un sistema de pensamiento basado en un estudio del modo en el que el Universo funciona realmente: los seres humanos reverencian y sucumben a sus misterios para estar en armonía con las leyes fundamentales de la naturaleza.

El confucionismo

El confucionismo es un conjunto de doctrinas morales y religiosas establecidas por los seguidores de Confucio alrededor del año 100 a.C. y cuya influencia perduró en todos los estamentos de la sociedad china hasta el siglo VII.

Su sistema moral estaba basado en la empatía y el entendimiento y giraba alrededor de tres conceptos clave: la acción ideal, la rectitud y la compasión o empatía. También se apoya en valores como la lealtad familiar, la veneración de los ancestros y el respeto por los mayores.

Para el confucionismo, el hombre debe hallarse en armonía con el cosmos, y ello puede lograrlo mediante el estudio de los textos antiguos y de las lecciones de los sabios y la introspección para alcanzar la bondad.

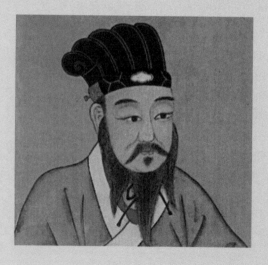

al hombre en el centro, mientras que el telón de fondo lo constituye la naturaleza. Los chinos, con su afán por mitificar la naturaleza, buscaban emerger con ella para ajustarse a la realidad.

Tanto el taoísmo como el confucionismo adoptan varias ideas arraigadas en el Tai Chi Chuan. El Tai Chi requiere no ser agresivo en la acción y mantener un control firme, sereno y preciso.

Leyenda e historia

Según la leyenda, Zhang Sanfeng descubrió los principios de las artes marciales en uno de sus paseos por los montes Wudang. Estos montes son el núcleo de los templos taoístas y por su tradición histórica se cree que algunos estilos de artes marciales nacieron allí, como el el Wudangquan o Wudai Pai o estilo de lucha Wudang, y otros estilos relacionados, por ejemplo, Pa Kua Chuan, Ba Ji Quan, Tai Chi Chuan, etc.

Las artes marciales se conservaron en los monasterios taoístas de los montes Wudang y rara vez se transmitían a extraños. Fue un monje viajero llamado Wang Zongyue quien habría enseñado el arte marcial llamado Tai Chi Chuan a los aldeanos de la zona de Chenjiagou, produciéndose así la fundación del estilo Chen.

Origen de los cinco estilos familiares

Si consideramos el origen y el desarrollo del Tai Chi Chuan, podemos establecer la siguiente clasificación:

1- Estilo Chen, desarrollado por la familia Chen, es el que posee mayor tradición.
2- Estilo Yang, del maestro Yang Lu Chan que aprendió en la familia Chen, el más difundido.
3- Estilo Wu Hao, del maestro Wu Yu Hsiang que aprendió con el maestro Yang Lu Chan.
4- Estilo Sun, del maestro Sun Lu Tang.
5- Estilo Wu, del maestro Chuan Yuck, de la etnia manchú, y por su hijo Chian Chuan, que adoptó el apellido Wu.

El estilo Chen

El estilo Chen destaca por sus posturas bajas y porque el trabajo marcial es más visible que en otros estilos, combinando movimientos lentos y cortos, con estallidos de energía y la realización de formas a gran velocidad.

Su origen se remonta al final de la dinastía Ming y fue creado por Cheng Wangting, que creó cinco series de lucha con puño, trece posturas, una serie de lucha con armas y métodos únicos de empuje de manos. A partir de este estilo surgieron otros como otros estilos como el Yang, el Wu (Jianquan), el Wu (Yuxiang), el Sun o el Zhaobao.

«El cuerpo no debe dar saltos ni inclinarse por descuido, mejor bajo que alto, debe moverse en un solo nivel.» Durante la práctica de las rutinas, el cuerpo no debe moverse arriba y abajo, ni inclinarse a la izquierda o a la derecha; la Intención (Yi) debería hundirse hacia abajo, el centro de gravedad debe ser bajo y mantenerse básicamente en un nivel.

«Las dos manos no deben (por descuido) girar, deben cerrar la fuerza entre ellas, el Chi debe penetrar ligeramente en el interior de los dedos; cuando se muevan las manos hacia arriba, no cruzar las cejas, moverlas hacia abajo relajadamente; (cuando) se giren (es decir, moviendo la mano) hacia el interior (es decir, en frente del cuerpo) el pulgar puede llegar hasta la línea central, cuando se desplaza la mano hacia fuera no extenderla demasiado lejos, hunda la punta del codo; no exten-

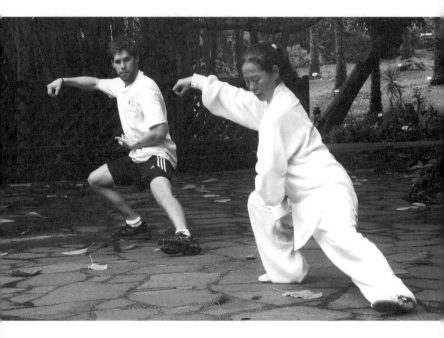

derla demasiado lejos (Tan) no mantenerla demasiado cerca (Jia), contraer las costillas, la piel de las costillas y la mano deben tocarse la una a la otra (Lei Shu Fu Xiang Xiang Mao Ai).»

«Nunca coloque los pies con la forma del carácter Ba (ocho –que es similar a la letra romana "V" escrito al revés– es decir, con los dedos de los pies apuntando oblicuamente hacia afuera) y Ding (similar a la letra "T" es decir, cuando hay un ángulo recto entre los dos pies), recuerde siempre cerrar (es decir, avanzar hacia los demás) las puntas de ambos pies; poner más peso del cuerpo en el lado interior de los pies, mover los dedos gordo y segundo de los pies; girar sobre los talones, un gran paso es tan largo como una pierna, y un paso corto es tan largo como un pie en vertical».

«Mejor avanzar que retroceder, mover la parte inferior del cuerpo antes que la parte superior.»

«El espíritu (Shen) acompaña la parte frontal de la mano, la cabeza no debe balancearse.»

«La entrepierna deberá estar abierta y redondeada, no debería girar (Niu) ni balancearse a la izquierda o derecha horizontalmente (Shuan).»

El estilo Yang

En su origen el estilo Yang era en realidad un perfeccionamiento del estilo Chen, lo que suponía un cierto avance en las técnicas marciales. Era considerado como fuente de vitalidad por la población ya que su ritmo es más homgénero y las posturas más extendidas. Contiene paradas del estilo Chen.

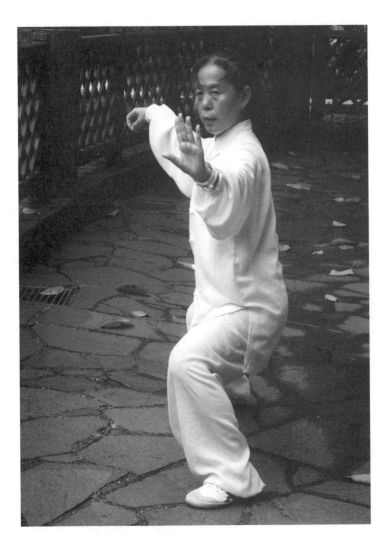

El estilo Yang se caracteriza por su lentitud, regularidad, delicadeza y suavidad y por sus movimientos fluidos, gráciles y armoniosos. Este estilo pone especial énfasis en la mejora y mantenimiento de la salud, siendo adecuado para todas las personas, independientemente de cual sea su edad o estado físico.

El estilo Yang se puede calificar en los siguientes términos:

• cómodo y extendido
• natural y garboso
• ligero y suave
• contínuo y blando, carece de interrupciones
• vertical
• redondez y riqueza de Chi

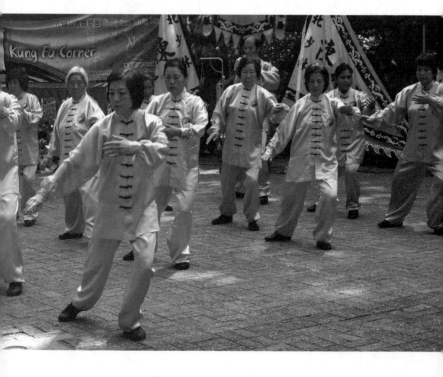

- resplandeciente
- magnánimo
- simple y vigoroso
- sereno y pesado
- unido y fluido
- natural
- conciso
- coherente
- dureza y suavidad ambos están comprendidos
  en el interior (no se expresa de forma aparente)
- lo profundo se esconde, no se manifiesta
- suave y lento
- se empieza desde la relajación
- duro y suave se entremezclan
- no hay emisiones de fuerza evidentes,
  ni saltos con impulso de avance
- conciso y fácil de aprender y practicar

El estilo Wu Hao

El estilo de Taijiquan fue desarrollado por Wu Yuxiang (1812-1880), quien fue alumno de Yang Luchan (estilo Yang) y Chen Qingping (estilo Chen). Contiene técnicas muy cerradas, con pasos altos y cortos, en las que las manos trazan círculos pequeños y compactos. Por lo general, cada mano se mueve en su propio lado, sin cruzar el eje central. El estilo muestra muy claramente la dualidad «apertura-cierre» (Kai he) a lo largo de toda la forma. El estilo fue popularizado por Li Yiyu (1832-1892) y Hao Weizhen (1849-1920).

Es uno de los estilos más practicados en el mundo. La técnica del estilo Wu Hao es similar a la del estilo Yang, si bien resulta más asequible, ya que se suprimen los movimientos más difíciles. Se trata de un estilo muy indicado para la gente que se inicia en el Tai Chi, por sus pequeños movimientos circulares y el énfasis que pone en la conservación y desarrollo de la fuerza interior, el empleo de las posturas moderadas y los movimientos flexibles y coordinados.

El estilo Sun

El creador de este estilo fue Sun Lu Tang que, si bien se inició en el Tai Chi ya a una edad avanzada, está considerado como el creador de uno de los principales estilos. Sun Lu Tang hizo que el Tai Chi fuera accesible a todo tipo de personas, poniendo de relieve sus beneficios para la salud e incorporando los conocimientos que tenía sobre el cultivo del Chi. El movimiento Sun tiene por objeto la eficacia en el combate y su estilo puede calificarse de ligero, fluido y rápido. Sus características principales son:

- La posición del cuerpo es más elevada, por lo que el centro de gravedad cae sobre un solo pie.

- Ambos pies se colocan uno frente al otro en un ángulo de 45° y no en paralelo.

- El movimiento de los pies es flexible y rápido, tan pronto como una pierna avanza o se mueve hacia atrás, la otra pierna le sigue inmediatamente. Esto hace que se libere la tensión de las rodillas, con lo que se minimiza el riesgo de lesiones. El practicante se sitúa en una posición estratégicamente más ventajosa para acercarse al adversario sin perder el equilibrio. El practicante debe moverse el doble, lo que contribuye a mejorar la movilidad, especialmente en personas con problemas de artritis.

A niveles superiores, es la base de la emisión de fuerza (fajin) mediante la integración de la respiración con los principios del Tai Chi.

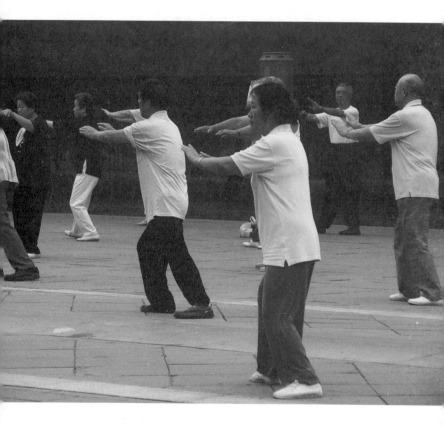

El curioso caso de Sun Lu Tang

Sun Lu Tang nació en la Provincia de Hebei en 1860. De familia campesina, progresó muy rápidamente en sus estudios. Cuando cumplió los diez años un terrible incendio devastó su ciudad, lo que ocasionó la muerte de sus padres. Huérfano y sin ninguna ayuda, cayó gravemente enfermo lo que le llevó a una tentativa de suicidio.

Amparado por un maestro en el arte del Hsing I Chuan, se convirtió en un alumno aventajado de las artes marciales. Con una técnica excepcional, se erigió en un superdotado, siendo conocido por la hazaña de pulverizar una columna de ladrillos de un metro de altura con un solo golpe con la palma de la mano.

- El estilo Sun tiene un movimiento específico de abrir-cerrar (Kai-He) que no existe en otras formas de Tai Chi y que permite controlar y ajustar la respiración, acumulando Chi para prepararse para el siguiente cambio.

- Su amplitud de gestos es limitada, el movimiento de las manos es directo, natural y eficaz. No es la fuerza de los brazos la que pega sino la suma total de la fuerza elástica de cada movimiento realizado.

El estilo Sun regula el ritmo respiratorio, infunde serenidad y facilita la relajación, lo que contribuye a reducir los niveles de estrés que forman parte de la vida diaria.

El estilo Wu

El estilo Wu es uno de los más practicados en el sudeste asiático. Fundado por Wu Yuxiang (1812-1880) que era originario del distrito de Yong Nian, en la provincia de Henan. Wu pertenécía a una familia culta, su hermano mayor era jefe del distrito y su segundo hermano era secretario en el parlamento local. La familia Wu aprendió a lo largo de tres generaciones con la familia Yang. Por eso al principio los dos estilos eran muy similares, pero poco a poco empezaron a diferenciarse. Sin em-

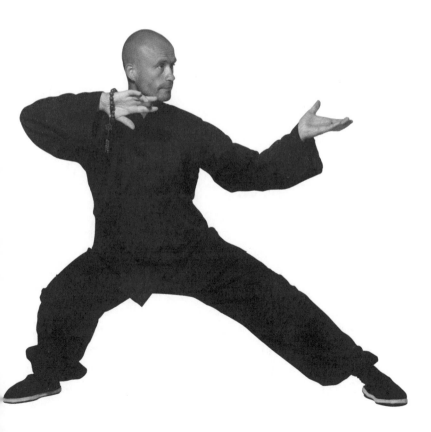

bargo las pautas de las formas largas siguen siendo muy parecidas. De todas formas existen una serie de diferencias con el estilo Yang, como la inclinación del cuerpo hacia delante en algunas posturas o la posición paralela de los pies.

Su estilo se caracteriza por priorizar las posturas en pie: compactas, redondeadas y precisas. Los movimientos de la forma son simples y circulares, mayoritariamente de posturas altas. Está desprovisto de saltos y explosiones de energía, y los movimientos se ejecutan de forma gradual y lenta.

El Tai Chi Chuan en China

El Tai Chi dejó de ser un arte marcial secreto y familiar con el paso del tiempo. Fueron muchos los maestros que empezaron a modificarlo y adaptarlo a los tiempos y las circunstancias. Se eliminaron elementos de combate y se empezó a dar más importancia a la salud y a la meditación.

Aparecieron diversos estilos, cada uno identificado por el apellido de su creador. Los cambios sociales experimentados por la sociedad china hicieron que el Tai Chi, que originalmente era un arte marcial, se convirtiese en una práctica destinada a conservar o mejorar la salud. China se hallaba ocupada por diversas potencias occidentales que defendían sus intereses e imponían su ley con la fuerza de las armas. Las artes marciales de los chinos no podían hacer nada contra las modernas armas de fuego occidentales. De ello surgió la llamada Guerra de los bóxers, un levantamiento contra las po-

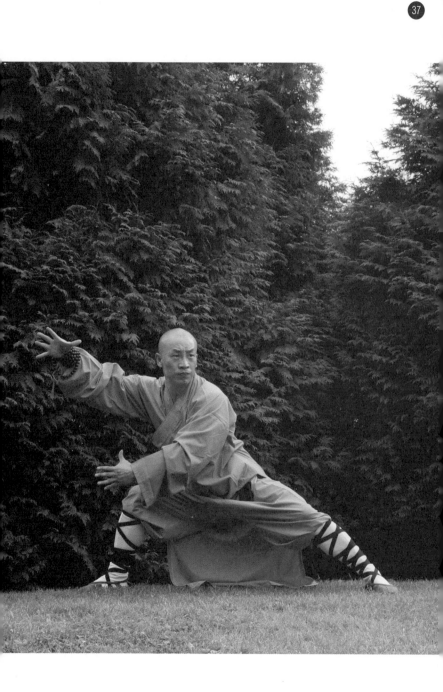

tencias que ocupaban el país a principios del siglo XX. Pero el levantamiento fue aplastado, por lo que las artes marciales perdieron el significado que habían tenido hasta entonces.

En 1950 el gobierno de la República Popular China se dio cuenta que el Tai Chi era un método sencillo y económico para mantener la salud del pueblo. Se desarrolló una variante del sistema Yang, abreviada y muy fácil de aprender, que empezó a enseñarse por todo el país. Esta forma recibe el nombre de Forma Beijing o Forma de las 24 figuras.

En 1956 se resumieron en China las distintas artes marciales bajo el término Wushu moderno. Entre estas artes marciales se hallaba el Tai Chi Chuan. Se introdujo la llamada Forma Pekín, una forma de 24 cuadros basada en el estilo Yang. Las formas tradicionales fueron reprimidas y sólo podían difundirse en círculos privados.

Difusión del Tai Chi en Occidente

En los últimos años, en los países occidentales se ha empezado a reconocer las virtudes terapéuticas del Tai Chi Chuan, promovidas en parte por los numerosos estudios realizados en diversas universidades. Se ofrecen numerosos cursos con reconocidos maestros en todo el mundo, lo que ha llevado a popularizar el Tai Chi en todo el mundo.

Además de la Forma Beijing, existe otra variedad del sistema Yang que ha alcanzado gran difusión tanto en Europa como en EE.UU. Se trata del sistema Cheng, que primero se difundió en Taiwan y luego se expandió en Occidente. Su forma es relativamente corta (43 movimientos) y es adecuada para principiantes.

En ese proceso de difusión se observa una mayor diversidad de estilos, con diferentes variantes y mezclas, si bien predominan dos tendencias:

- Vuelta a las raíces: Algunos estilos se refieren a raíces antiguas, «auténticas». Estos estilos suelen llevar el nombre de uno de los estilos familiares o de estilos aún más antiguos.

- Otros estilos constituyen desarrollos nuevos, que intentan combinar las «mejores» características de los otros estilos. En este contexto con frecuencia se adoptan elementos de otras artes marciales, del baile o de las técnicas de meditación.

2. Relajación corporal, respiración y concentración

El Tai Chi es una disciplina tradicional taoísta que tiene gran consideración para la salud, por un lado sirve al desarrollo de la personalidad y la meditación en movimiento y por otro genera grandes beneficios para la salud de la persona. Sus principios básicos se fundan en el complemento entre el yin (lo pasivo) y el yang (lo activo).

El Tai Chi y la salud

La esencia del Tai Chi consiste en favorecer la circulación de energía o Chi. En la práctica diaria de esta disciplina se aprecian en seguida los efectos beneficiosos en la salud, ya que la respiración con el diafragma favorece una mayor oxigenación y el óptimo intercambio de gases en los pulmones, que a la vez, los fortalecen. Además, este tipo de respiración efectúa un masaje reflejo sobre los órganos digestivos.

El Tai Chi también mejora la circulación sanguínea y el funcionamiento del corazón, e incide sobre el sistema muscular y óseo, ya que al practicarlo se mantiene la columna vertical recta. De esta manera, se favorece el correcto funcionamiento de las articulaciones de todo el cuerpo, y al mismo tiempo se mantiene la musculatura fuerte y flexible.

Los beneficios de Tai Chi

A diferencia de muchos otros deportes, el Tai Chi sólo requiere para su ejercitación de una mínima movilidad y habilidad cotidiana, además, tiene la ventaja de ser una disciplina en la cual la edad no es impedimento para su práctica en contraste con otros deportes que deben ser abandonados por este motivo, debido al inevitable desgaste físico que ellos implican.

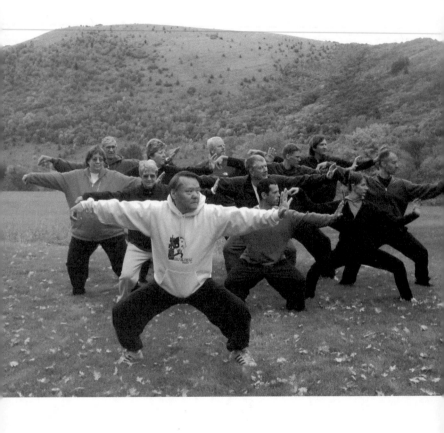

Entre otros beneficios se destaca:

- Favorece al sistema óseo, articulaciones, tendones, músculos, la piel, y los sistemas digestivo, sanguíneo y pulmonar.
- Promueve la vitalidad que produce bienestar y equilibra las emociones.
- Aumenta la concentración y trabaja la memoria.
- Integra mente y cuerpo por medio de la atención mental en la coordinación del cuerpo.
- Pacifica y unifica el espíritu.
- Reduce considerablemente los niveles de estrés y ansiedad, debido al control de la respiración necesario para la realización de los ejercicios.
- Estimula el sistema cardiovascular aunque, al tratarse de movimientos suaves y de ejercicios en su mayoría anaeróbicos, también controla la presión arterial.
- Trabaja y aumenta el metabolismo.
- Mejora la flexibilidad y resulta bastante eficaz a la hora de combatir la artritis o problemas y dolores musculares.
- Aumenta la agilidad y la capacidad de respuesta.
- Dota de solidez y capacidad de recuperación.
- Favorece la expresión centrada y natural.
- Beneficia la longevidad, lucidez, fortaleza y salud.
- Ayuda a la plena realización de la potencialidad humana.

En China se practica el Tai Chi desde edades muy tempranas, ya que forma parte de la educación. Se considera que aporta numerosos beneficios, entre ellos dota de la flexibilidad necesaria y de la memoria necesaria para el ejercicio de las actividades diarias. En resumen, puede decirse que el Tai Chi beneficia a los más jóvenes ya que:

- **Les ayuda a focalizar su mente y su intención:** cuando se aprende a golpear se está aprendiendo a focalizar y a dirigir la mente a un lugar específico. Esta capacidad desarrollada se lleva fácilmente a otros ámbitos como la escuela y los estudios.

- **Desarrolla la atención interna y todo lo que sucede alrededor:** cuando se aprende a combatir se está aprendiendo a percibir lo que está alrededor y al mismo tiempo lo que sucede en el interior. Los niños de esta manera aprenden a percibir sus emociones y pensamientos mas claramente y las características de las situaciones en las que se ven partícipes.

- **Controla los impulsos y les lleva a actuar desde la calma:** uno de los principios del Tai Chi es ceder y luego atacar, siempre desde el centro de uno. Con la práctica disminuye notablemente lo impulsivo de la persona, priorizando siempre mantenerse en eje, no importa lo que suceda alrededor. De esta manera toda acción que se lleve a cabo surge desde la armonía interna.

- **Mejora el sistema inmune en general:** está comprobado que la práctica de Tai Chi mejora las defensas del cuerpo. Esto se debe a que la energía que protege el cuerpo se potencia y tonifica con la práctica de esta disciplina y así el cuerpo se hace inmune al ataque de bacterias o virus.

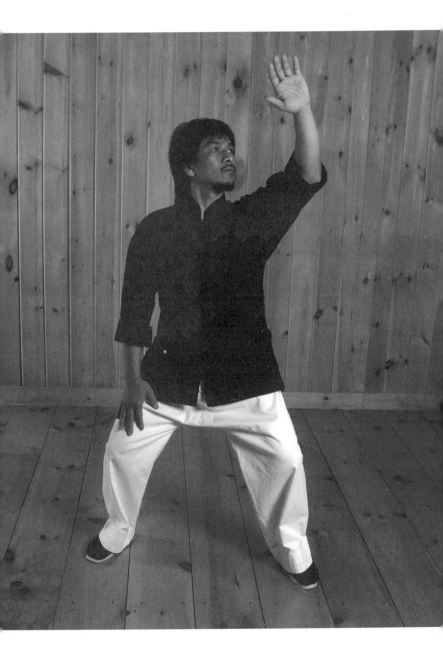

- **Calma la mente y la ayuda a conectarse con la tierra:**
a través de la respiración abdominal con la que se practica el Tai Chi y los movimientos mismos de la disciplina, la mente se tranquiliza y se aprende a concentrar el pensamiento en lo que se está haciendo en cada momento. Al conectar el cuerpo con la tierra que lo sostiene, los pensamientos densos se sueltan y la mente deja de divagar.

- **Equilibra las emociones y favorece la armonía interna:** los movimientos llevan a que la energía interna del cuerpo circule eficientemente. Esta energía se estanca y genera bloqueos y tensiones cuando las emociones nos superan. A los niños les sucede lo mismo.

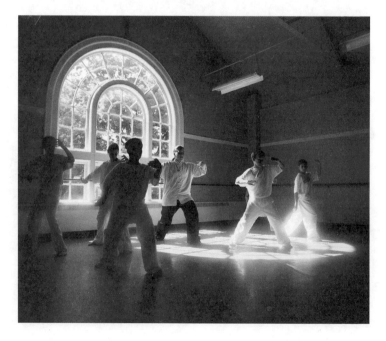

Cuando estos bloqueos persisten, surgen desequilibrios emocionales, dolencias físicas y enfermedades. El Tai Chi permite limpiar los bloqueos y reestablecer la circulación de la energía logrando que el niño se sienta equilibrado y en armonía.

Los principios

En el Tai Chi, la mente y el cuerpo alcanzan una coordinación completa. Los movimientos corporales se clasifican en ocho principios que son: Alineamiento, Relajación, Lentitud, Continuidad, Circularidad, Polaridad, Concentración y Centro.

Alineamiento

El Tai Chi debe efectuarse con las rodillas ligeramente flexionadas, aunque el torso debe mantenerse rígido desde la coronilla hasta la base de la columna vertebral, ya que este alineamiento de la columna vertebral, sin contracciones ni subluxaciones que lo impidan, hace fluir el Chi o energía vital por todo el cuerpo.

Desde la infancia, el cuerpo ha aprendido a mantenerse erguido y a conservar su propio equilibrio tensando inconscientemente ciertos músculos y tendones. Esta tensión, paradójicamente, puede ocasionar la inhibición del flujo de energía y que la sangre y el oxígeno llegue a cada rincón del cuerpo humano.

El Tai Chi ayuda a equilibrar y canalizar esta energía. Con

una práctica continuada, el paso de energía se tornará más natural y permanente.

Imagine que su cabeza está suspendida en la coronilla por una cuerda que cuelga del cielo. Sus ojos miran directamente hacia el cielo y su nariz está lineada con el ombligo. Su lengua descansa sobre la parte superior del paladar, tras los dientes incisivos. Baje la barbilla y llévela directamente hacia dentro. Los brazos y las manos se hallan a ambos lados del cuerpo.

A continuación hunda el pecho, aspire hondo y espire lentamente, como si dejara ir el aire de un globo poco a poco. Deje que el centro de gravedad se desplace desde la parte superior del cuerpo hasta la parte inferior, para que el peso del cuerpo se distribuya correctamente, más liviano en la parte superior y más pesado en la base. Cuando vuelva a aspirar, la respiración asciende desde la base de la columna hacia cada vértebra hasta llegar a la parte superior de la cabeza. De nuevo espire hacia abajo por el canal de la espalda. Presione el pecho hacia abajo mientras aspira lentamente y espire para asegurarse de que el pecho no se eleve.

Ponga una mano sobre la base de la columna y empuje suavemente la rabadilla hacia delante y hacia abajo. Como consecuencia de esto, la región lumbar se hinchará pero la columna se mantendrá recta.

El Tai Chi requiere que se equilibre la mayor parte del peso sobre una u otra pierna, por lo que la tendencia es tensar los músculos que rodean las articulaciones, particularmente en las rodillas y los tobillos. Como consecuencia de esto las piernas se volverán más fuertes y el realineamiento descubrirá su centro de gravedad, la línea central del equilibrio, lo que le permitirá hallarse totalmente equilibrado, con una u otra pierna arraigada en el suelo, que le permitirá liberar la tensión de las articulaciones.

Todos los movimientos y posiciones deben explorarse con una sensación de soltura corporal, nunca debe adoptarse una postura con rigidez. Los movimientos deben ser fluidos y flexibles.

Relajación

La relajación significa liberarse de las rigideces del cuerpo y de las resistencias de la mente. Ambos, mente y cuerpo, deben entablar un diálogo para alejarse de las preocupaciones.

Centre su atención en los hombros, trate de que se sientan relajados, sin tensión. Un ejercicio recomendable es levantarlos varias veces seguidas y dejarlos caer, relajándolos y moviéndolos en órbitas circulares. Esto tiene un efecto calmante sobre la mente, similar a hacer una pausa y respirar hondo. El verdadero centro de fuerza no está en el pecho sino en la barriga, en una zona denominada tan-tien.

Algunas de las zonas que suelen presentar una rigidez imprevista son la pelvis, los muslos y la pantorrilla. La tensión en estas zonas suele darse cuando una pierna soporta la mayor parte del peso del cuerpo. Cuando se desplaza el peso de una pierna a la otra, la tendencia es apretar el muslo que va a recibir el peso.

El desplazamiento del peso nunca debe hacerse de esta manera. Para llevar el peso de una pierna a otra debe hacerse como una liberación de ese peso, como una transferencia. Si la mente dirige esta operación, el peso del cuerpo se traslada hasta la base, hasta los pies, que se enraízan así en la tierra.

El mar de la energía

El tan-tien, también conocido como «el mar de la energía» es el lugar desde el que se distribuye la energía vital por todo el cuerpo. Tiene un papel predominante en las distintas disciplinas de la tradición oriental.

Según la tradición China existen tres centros energéticos fundamentales, uno que se halla en el entrecejo y que se relaciona con la transmutación de la energía vital y la clarividencia. El otro se halla en el plexo solar y está vinculado con el plano emocional, mientras que el tercer centro energético, localizado tres o cuatro centímetros por debajo del ombligo. En el tan-tien es donde se almacena el Chi o energía vital. El trabajo del principiante consiste en tomar conciencia de este centro y dirigir sus movimientos a partir de él.

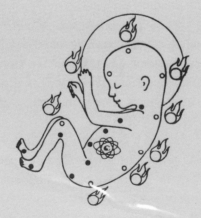

Para la práctica espiritual taoísta, el tan-tien es el laboratorio principal y centro de la alquimia interior. Su importancia procede de su papel en el crecimiento del embrión, ya que el punto donde el bebé se une a la madre es en el ombligo. Mientras el feto se encuentra todavía en el útero materno, la energía entra al ombligo por el cordón umbilical. Luego circula por el riñón izquierdo, después por el riñón derecho, desciende hasta el centro sexual y el perineo y sube por la columna hasta la cabeza. Luego desciende por la lengua y regresa al ombligo. Este curso de circulación constituye la órbita microcósmica que armoniza la energía yin y yang del feto.

Este es el sitio donde se unen la esencia, la energía y el espíritu. Podría decirse también que es el sitio de unión y transformación de los planos físico, energético y espiritual.

Para llegar a realizar esta operación es necesario eliminar toda resistencia física y mental. Al ahondar en la comprensión filosófica del Tai Chi, se pone en pone en práctica la doctrina profunda de la no-resistencia que reside en el gran sistema de perfeccionamiento del ser humano.

Lentitud

La lentitud aparente del Tai Chi Chuan no es un fin sino un medio que permite observar el cuerpo en movimiento con mayor precisión. A partir de la observación llega el control, el dominio, la relajación y la espontaneidad. No obstante, la lentitud como medida de velocidad no es la esencia del Tai Chi sino que lo es la fluidez.

Los movimientos deben ser ejecutados extremadamente lentos. Cuanto más lentos son los movimientos, más puede uno concentrarse en los detalles y desarrollar un sentido más agudo del equilibrio.

En ocasiones la ejecución del Tai Chi se ha comparado a los movimientos de andar en bicicleta de manera suave, pedaleando de manera cadenciosa pero de forma tan lenta como sea posible. En etapas más avanzadas el movimiento fluye de

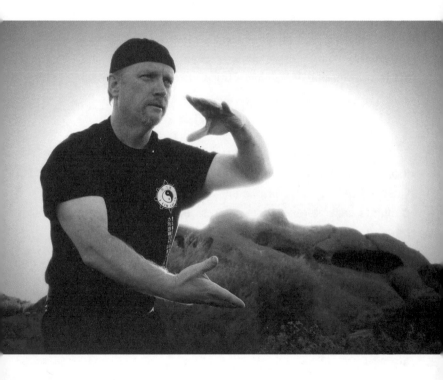

una manera natural y no es necesario acudir a una reducción de la velocidad para ejecutar los movimientos.

Continuidad

Unido al principio anterior, el Tai Chi también precisa de una continuidad en los movimientos, sin interrupciones, lo que requiere un alto grado de concentración. Cada compás de cada paso se debe realizar con idéntico respeto y atención. El principiante, en ocasiones tiende a detenerse entre postura y postura. Con el tiempo aprenderá que al llegar al punto máximo de una postura, debe estar preparado para enlazar con el siguiente, como las olas del mar.

Al Tai Chi se le conoce por las secuencias de movimientos que realizan sus practicantes y en los cuales se observa: unión de la conciencia y el movimiento corporal, lentitud, flexibilidad, circularidad, continuidad, suavidad y firmeza; características que transmiten un sentimiento de armonía y serenidad.

Circularidad

El Tai Chi se realiza de manera circular, sus movimientos son un flujo de círculos, arcos, espirales, etc. Estos movimientos ágiles, sutiles y circulares mantienen los músculos tonificados y mejoran la circulación y los problemas de artrosis. Al practicarlos con regularidad, estos movimientos suaves y circulares mantienen la flexibilidad del cuerpo.

El movimiento circular es una extensión de natural de la columna y de la naturaleza giratoria de los huesos, las articula-

El yin y el yang

Son dos conceptos del taoísmo que expresan la dualidad existente en el Universo. El yin es el principio femenino, la tierra, la oscuridad, la pasividad y la absorción. El yang es el principio masculino, el cielo, la luz, la actividad y la penetración.

De acuerdo con la teoría del yin y el yang, todas las energías del mundo están interrelacionadas y en un estado constante de fusión. Esto explica la rotación de las estaciones y el recorrido diario del Sol por el cielo. El solsticio invernal y la medianoche, se consideran altamente yin, y a cada uno de ellos le sigue un incremento de la energía yang, que se manifiesta mediante características

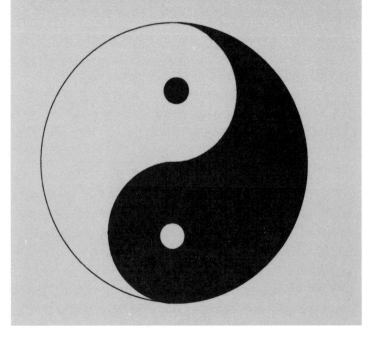

como el calor y la luz, hasta el solsticio estival y el mediodía, que son casi puramente yang.

El símbolo del yin y el yang es un círculo partido por la mitad, con un lado blanco y otro negro, repleto de simbología.

- El círculo significa el mundo en que vivimos.
- La línea del medio representa el equilibrio y es medida de separación entre ambas.
- El lado oscuro expresa la maldad del mundo.
- El lado blanco significa el bien.
- La esfera blanca en el costado negro significa la semilla del bien en la maldad.
- La esfera negra en el costado blanco representa la semilla del mal en el bien.

El yin y el yang también regulan nuestro cuerpo, por lo que es importante que vivamos en armonía y no en conflicto con las energías naturales del mundo. Esto incluye la adaptación de nuestros niveles de actividad a las estaciones del año y a consumir alimentos que posean las características adecuadas para nuestra constitución.

ciones y los ligamentos, el aspecto circular del Tai Chi se revela por los movimientos circulares de los brazos y el giro constante de las palmas de las manos durante los ejercicios y formas

Para garantizar los máximos beneficios de su práctica es de vital importancia aplicar correctamente la ejecución de las formas, uno de los principios fundamentales del Tai Chi.

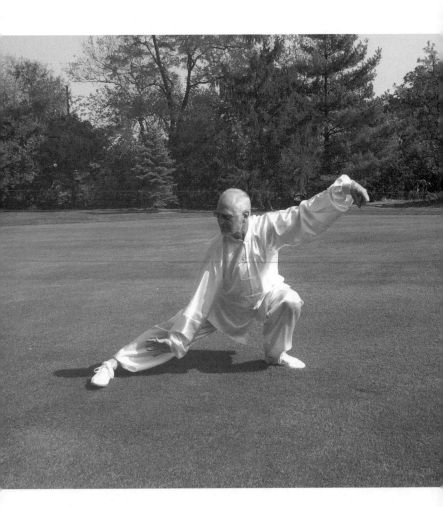

Polaridad

El Tai Chi expresa la filosofía China del yin y el yang, esto es, si existe el cielo, también debe existir el infierno, si hay día también debe haber noche y si hay un arriba también debe haber un abajo.

Los movimientos del Tai Chi encarnan esta polaridad básica de la existencia. Tai significa «supremo» (máximo) y Chi «polaridad» (polos opuestos, polos contrarios). Por lo tanto el Tai Chi se basa en la armonía de los opuestos, en el yin-yang de la filosofía taoísta.

El Tai Chi, a diferencia de las filosofías occidentales, es una filosofía «en movimiento», una meditación en movimiento.

Concentración

Cuando el cuerpo no responde, la mente debe permanecer alerta y centrada en todo momento. Todos los movimientos del Tai Chi deben hacerse conscientemente. La atención que se requiere para realizar esto debe ser rigurosa, ya que la mínima distracción mental comporta una falta de alineamiento. Si la mente está comprometida con el movimiento, resulta más fácil acercarse a la perfección de la forma.

El Tai Chi es una meditación en movimiento en la cual la misma precisión de los movimientos individuales concentra la mente y la despeja de pensamientos externos.

Centro

El Tai Chi tiene como misión despertar, mover y dirigir el poder de la mente. La mente se dirige en primer lugar hacia el Chi, el verdadero centro del cuerpo. Después atiende el tan-tien, lugar donde se acumula el Chi y verdadero punto central del cuerpo humano.

Las diez reglas fundamentales

Cada uno de estos diez principios o reglas fundamentales está ligado a un resultado práctico y cuando todos son representados de manera precisa, el resultado es la expresión de fuerza y equilibrio presentes en cada estilo de Tai Chi.

Los principios forman parte de la práctica, afectando la ejecución de la forma. Se deben seguir por parte del practicante de manera dinámica siendo expresados por todo el cuerpo. Los diez puntos importantes de Yang Chengfu son:

● *1.- La energía en la parte superior de la cabeza, suave y sensitiva:* Significa que la cabeza debe estar erguida y sin ladearse, con el cuello recto pero relajado como si se estuviese colgando de un hilo invisible, así el espíritu (Shen) alcanza su punto más elevado. No se debe usar la fuerza muscular, pues si se usa la espalda y la nuca quedan rígidas y la sangre y el Chi (Qi) no circulan correctamente. La boca debe estar en posición natural sin apretar y con la lengua tocando el paladar. Igualmente los músculos de la cara deben estar relajados. Debe existir una sensación de suavidad y naturalidad.

● *2.- Descender el pecho y elevar la espalda:* Significa que el pecho debe estar suavemente relajado permitiendo que el Chi descienda al tan-tien. Se debe evitar expandir el pecho para que el Chi no se acumule en él, desplazándose así el peso a la parte superior del

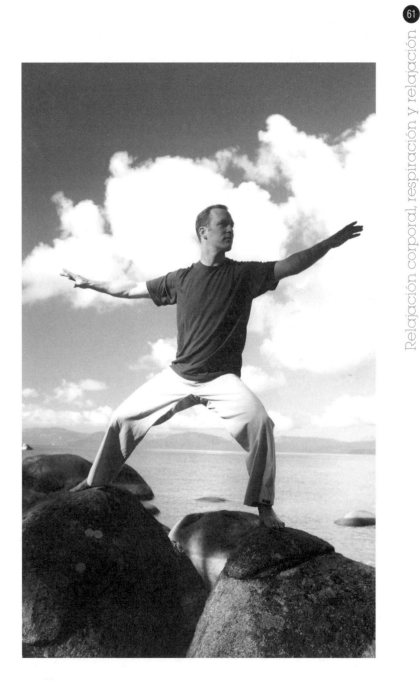

cuerpo con la consecuente perdida de enraizamiento. También hay que evitar inclinarse doblando la cintura por el mismo motivo. Si se relaja el pecho, entonces la espalda se eleva de forma natural y el Chi se adhiere a la columna, proyectando la fuerza desde el eje espinal.

3.- *Relajar la cintura:* La cintura es el punto central del cuerpo y lo gobierna. Si la cintura está relajada, entonces las piernas tienen fuerza y los pies potencia. La posición será estable. Para ello se debe prestar atención al coxis, que ha de estar recto. Se debe evitar inclinar la columna, doblar el cuello y sobresalir el coxis para no perder el centro de gravedad. Es una de las áreas más vitales y fuente de la energía vital. Si el movimiento no posee energía hay que buscar la causa en la cintura.

4.- *Distinguir entre lleno (Shi) y vacío (Xú):* Distinguir entre lo lleno y lo vacío es el primer principio del Tai Chi Chuan. La teoría del yin-yang aparece aquí una vez más. Si el peso de todo el cuerpo permanece en la pierna derecha, entonces la pierna derecha está llena y la izquierda vacía. De otra manera se producirá el error del doble peso. Solamente después de distinguir entre lleno y vacío se podrá girar en los movimientos de forma suave, ágil y sin esfuerzo. Si no se hace esta distinción los pasos serán pesados y las posturas incómodas e inestables, perdiéndose fácilmente el equilibrio y la armonía en los movimientos.

5.- *Descender los hombros y dejar caer los codos:* Significa que hay que relajar los hombros y todas las articulaciones de los brazos, dejándolas caer naturalmente a ambos lados del tronco. Si no están relajados, los hombros se levantan y el Chi se eleva con ellos dejando todo el cuerpo sin fuerza. No debe emplearse fuerza muscular desde los hombros. Dejar caer los codos significa que los codos estarán relajados, apuntando hacia abajo pero sin estar pegados al cuerpo o muy separados. Si los codos están levantados entonces los hombros no pueden hundirse.

6.- *Usar la energía y no la fuerza:* Significa que se debe depender exclusivamente de la mente-intención y no de la fuerza física. En la práctica del Tai Chi todo el cuerpo debe estar relajado. Si se es capaz de eliminar la más mínima sensación de tensión, entonces se desbloquearan los nervios, tendones, vasos sanguíneos, y huesos, consiguiendo entonces libertad de movimiento y estos serán suaves, ligeros, ágiles, circulares y espontáneos. Según la teoría de la medicina tradicional china, los meridianos del cuerpo son como vías de agua y cuando estas vías de agua están bien abiertas entonces es cuando el Chi (energía vital) corre libremente por ellas. Si las tensiones bloquean los meridianos, habrá obstrucciones del Chi y la sangre y los movimientos ya no serán ágiles. La mente-intención es la que debe dirigir los movimientos y para ello debe mantenerse en calma. Si se utiliza la mente-intención en vez de la fuerza, donde vaya la mente también el Chi la seguirá, consiguiéndose así la autentica fuerza vital. Se dice en el *Tratado del Tai*

Chi Chuan que «sólo de la máxima suavidad viene la máxima dureza».

● 7.- *Unidad de la parte superior y la parte inferior:* Es lo que en el *Tratado de Tai Chi Chuan* significa «la raíz está en los pies, se distribuye a través de las piernas, se controla por la cintura y se expresa en las manos«. Desde los pies a las piernas y a la cintura debe circular el Chi de forma continua. Cuando las manos, cintura y pies se mueven conjuntamente, el espíritu (Shen) en los ojos, se mueve con ellos. Es entonces cuando hay unidad de la parte inferior y la parte superior del cuerpo. Si falla alguna parte se perderá la armonía de los movimientos, es necesario una unidad perfecta.

● 8.- *La unidad de lo interno y lo externo:* Lo que el Tai Chi Chuan entrena y ejercita es el espíritu (Shen). Se dice: «el espíritu emprende la acción y el cuerpo la realiza». Si el espíritu es elevado se pone en movimiento la fuerza vital y los movimientos son naturales, ágiles y suaves. Cuando lo interno y lo externo se unifican en un solo Chi, entonces no hay interrupción en parte alguna y cuerpo y mente están unificados.

● 9.- *Continuidad sin interrupción:* En Tai Chi Chuan se usa la mente-intención y no la fuerza. Desde el principio al final no hay interrupciones y los movimientos se enlazan unos con otros de forma natural. Todo es completo, continuo, circular e interminable. Esto expresa la idea de continuidad en un solo Chi.

10.- Buscar la quietud en el movimiento: El Tai Chi Chuan usa la quietud o calma para responder al movimiento. Incluso cuando se está en movimiento se permanece en calma. Al practicar las posturas es mejor encadenarlas lo más lentamente posible. Cuando se ralentiza el movimiento, entonces la respiración es más lenta, larga y natural, el Chi puede hundirse en el tan-tien y el pulso nunca está acelerado.

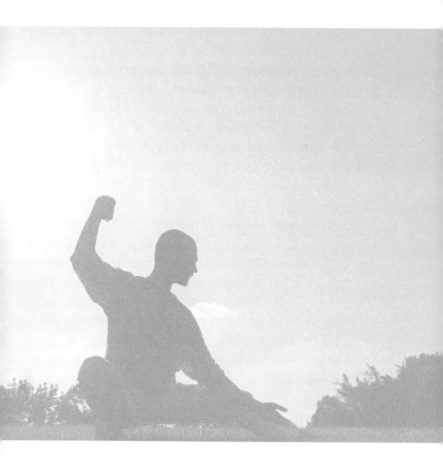

El Chi

Chi es la energía de la vida, es la fuerza vital esencial que anima todas las formas de vida del Universo. El Chi es invisible, silencioso, sin forma, pero lo impregna todo.

Literalmente significa «aire, aliento, disposición de ánimo», un principio activo también conocido como el flujo vital de energía. Se trata de una energía que fluye constantemente por la Naturaleza siendo la respiración la herramienta principal para su conocimiento.

Dentro del organismo, el Chi puede adoptar diferentes formas:

- **El Chi congénito o primordial:** es un estallido original de energía pura que se produce en el momento de la concepción. Esta energía comienza a agotarse desde que se nace, pero se puede cultivar durante toda la vida, con una buena alimentación, una correcta respiración y una vida sexual regulada.

- **El Chi que se absorbe al respirar.**

- **El Chi absorbido de la tierra.** Se trata de una energía que produce el cuerpo a partir del proceso digestivo y que se extrae de los alimentos y del agua. Cuando el Chi de la tierra que permanece en los alimentos y el agua se mezcla con la corriente sanguínea del organismo, se forma la energía vital que confiere vida del organismo.

El Chi se mueve por el organismo a través de una serie de meridianos y canales que se hallan en todos los tejidos del cuerpo. Existen doce meridianos principales, cada uno de ellos asociado a un órgano o función vital importante. Cuando la circulación de la energía se estanca y no circula libremente, se produce una ausencia de energía, lo que conlleva una falta de la energía y puede ser causa de distintas enfermedades.

Un Chi positivo

Hay diversas maneras para desarrollar un Chi positivo:

- **Crear un tiempo y un espacio para la calma:** El Chi emerge desde dentro. Para ponerse en contacto con él, el cuerpo debe habituarse a la calma, escoger un lugar tranquilo y, mediante la meditación y la introspección, tratar de abrir los canales para que fluya el Chi.

- **Utilizar el Chi de un modo práctico:** La única manera de dominar el estrés de la vida diaria es buscar un espacio para alejarse de la presión y encontrarse consigo mismo.

- **Relajarse totalmente al menos un par de veces al día.**

- **Enfocarse hacia el interior:** Una manera de potenciar el Chi es enfocarse hacia el interior, tarea que se puede realizar dirigiendo la atención hacia un punto del cuerpo humano.

- **Seguir la respiración:** El estrés tiende a quedarse en el interior del cuerpo humano. Una buena manera de dejar ir esta tensión es ser consciente de la forma como respiramos.

- **Extender el Chi:** Este es un acto mental. Para visualizar el Chi hay que imaginarlo fluyendo desde el pecho hasta los hombros y los brazos.

- **Caminar suavemente:** Esta es una disciplina que se debe cultivar a menudo, ya que nos conecta con la tierra y despierta el Chi adormecido en nosotros.

Para aumentar la energía vital se puede recurrir a dos sencillos ejercicios prácticos:

1) Presiona firmemente con la palma izquierda la parte posterior de tu mano derecha.

2) Moverla de forma rápida hasta los hombros, manteniendo la presión.

3) Gira tu mano derecha 180 grados.

4) Haz que tu mano izquierda regrese hasta tus dedos manteniendo la misma presión.

5) Todo esto se debe hacer en un segundo. Repite esta acción siete veces.

Después, cambiar de manos y de brazos.

Y un segundo ejercicio que consiste en lo siguiente:

Ponte recto y separa los pies un poco. Pon las palmas de las manos una hacia la otra en el nivel de los hombros con los codos apuntando hacia abajo y cerca del cuerpo. Las palmas deben estar relajadas, ligeramente ahuecadas.

Ahora comienzan a temblar las manos rápidamente al acercar y alejar las palmas. Los movimientos deben ser rápidos y cortos. No juntes las palmas. Hacer sobre 150-200 movimientos. El ritmo puede ser cerca de ocho repeticiones por segundo, por lo que todo el ejercicio se llevará en un poco más de medio minuto.

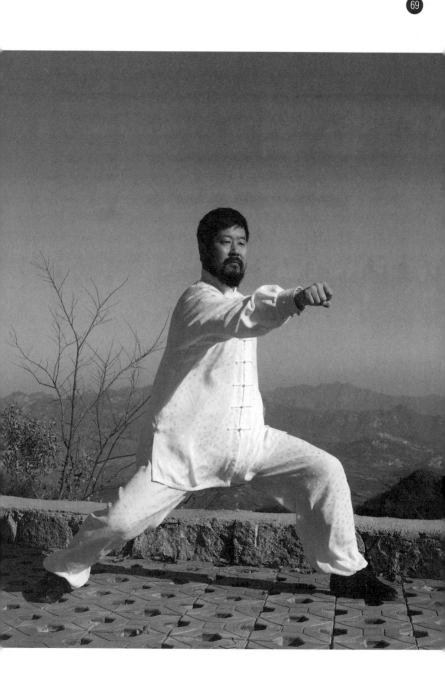

Perfeccionamiento del flujo del Chi

Hay quienes afirman que el Tai Chi es una forma de Qi Gong. Pero parece comúnmente aceptado que sus orígenes proceden del arte marcial y que por tanto debe ser considerado como un arte del movimiento por sí mismo.

La práctica del Tai Chi estimula el fluir de la energía vital, renueva el equilibrio entre el yin y el yang y proporciona una gran sensación de bienestas.

En la dinámica de movimientos que proporciona el Tai Chi, se alternan constantemente el yin y el yang. Esta alternancia se puede comprobar cuando el practicante desplaza el peso de su cuerpo en los diferentes ejercicios. Esta alternancia es constante y se produce también en los brazos y en cada parte del cuerpo.

Estos movimientos, junto con los giros, las rotaciones y las posturas relajadas aumentan la conductividad de los meridianos. Los movimientos conscientes del Tai Chi estimulan la respiración abdominal, que permite tomar más Chi del aire y expulsar el que ya se ha utilizado.

Como ya se ha comentado anteriormente, el Chi se acumula en el centro conocido como tan tien, fluyendo desde ahí al resto del organismo. Todos los movimientos partirán de ese punto.

Otro factor importante para el correcto fluir del Chi es la relajación mental. La lentitud de los movimientos permite concentrase en ellos durante más tiempo, de manera que puedan desaparecer todas las preocupaciones cotidianas.

Medicina China tradicional

En la Medicina China tradicional se considera que el hombre es un microcosmos que es un reflejo del Universo o macrocosmos. Por analogía, las mismas leyes que explican el funcionamiento de la Naturaleza, también explicarían los cambios que se producen en el organismo. En este, todos los órganos están relacionados unos con otros. Cuando se produce la enfermedad es que ha habido un desequilibrio entre el organismo y la naturaleza.

Cuando la energía del cielo y de la tierra se conjuga, aparece la energía vital. La conjugación de la energía yin y yang del cielo y de la tierra reviste formas diferentes: en la tierra se divide en nueve regiones, en el clima se dividen las cuatro estaciones; en la luna se manifiesta porque está llena o nueva y desaparece por completo y hay días tanto cortos como largos.

Los tres tesoros

Las actividades fisiológicas del cuerpo humano pueden explicarse a partir de los llamados Tres Tesoros.

En la visión taoísta, los Tres Tesoros de los cuales depende la vida son Esencia (Jing), Energía (Chi), y Espíritu (Shen). La Esencia se refiera al cuerpo físico de carne y hueso, incluyendo todos los materiales básicos que lo constituyen, particularmente los fluidos esenciales tal como hormonas, enzimas, y neurotransmisores. La Energía es la fuerza primordial de la

El Shen

El Shen tiene dos significados, el primero es el que se refiere al estado mental y la actividad cognoscitiva, pensamiento. Corresponde a este concepto expresiones tales como el «corazón controla la mente» y el «corazón almacena el espíritu-mente».

En segundo lugar, se refiere a las manifestaciones externas de la actividad vital de cuerpo, como vigor, vitalidad, conciencia, conocimiento, impulso, instinto, etc., es la suma de manifestaciones de todas las actividades vitales, así, comúnmente se puede decir «energía Shen».

El Shen se genera de la esencia prenatal y depende del continuo abastecimiento de la esencia (Jing) de los alimentos. Debido a que la esencia es una substancia fundamental para la producción de Shen, mientras la esencia del cuerpo esté plena y los vasos repletos de sangre, entonces el cuerpo estará robusto, la mente vigorosa, la tez lubricada y con brillo, habrá chispa y brillo en los ojos; pero si por el contrario la esencia es insuficiente, los vasos no dispondrán de sangre suficiente, habrá disfunción de los órganos y vísceras, el Shen estará decaído, la tez sin lustre y brillo y los ojos sin expresión, que son manifestaciones de pérdida de la energía del espíritu.

El Shen es el dominante de toda la actividad vital del cuerpo. La normalidad o anormalidad de la actividad del Shen es un indicador de que la actividad vital esté bien o mal.

> De la observación del Shen se puede juzgar la abundancia o insuficiencia de la energía esencial del cuerpo, la condición de la actividad funcional de los órganos y vísceras, así como el desarrollo y pronóstico de las enfermedades. De tal manera que Shen posee un importante valor diagnóstico.

vida la cual recarga cada célula y tejido del cuerpo vivo y activa sus funciones vitales. El Espíritu abarca todos los aspectos de la mente, ambas humana y primordial, incluyendo conciencia y conocimiento, pensamiento y sentimiento, voluntad y empeño. A la vez los Tres Tesoros también funcionan como una sola unidad orgánica.

- Jing es la parte más refinada que existe en todas las cosas. Jing precisa de la energía vital o Chi para manifestarse, ya que define la trama y el hilo de sus transformaciones. Hay dos clases de Jing.

    1) Jing innato o Jing del Cielo Anterior (Xian Tian Zhi Jing) o Energía Ancestral que forma parte de las energías hereditarias.

    2) Jing adquirido o Jing del Cielo Posterior (Hou Tian Zhi Jing) o Energía Adquirida, que es sintetizado por el cuerpo.

- Shen es el Espíritu, aquello que nos hace humanos. Como el Jing, también debe nutrirse del Chi para realizarse.

Los tres tesoros son la esencia, el aliento y la energía espiritual. La intuición clara y perspicaz es la energía espiritual, aquello que lo impregna y lo gobierna todo. El aliento se aplica en todos los órdenes mientras que la esencia preside la transformación y la generación.

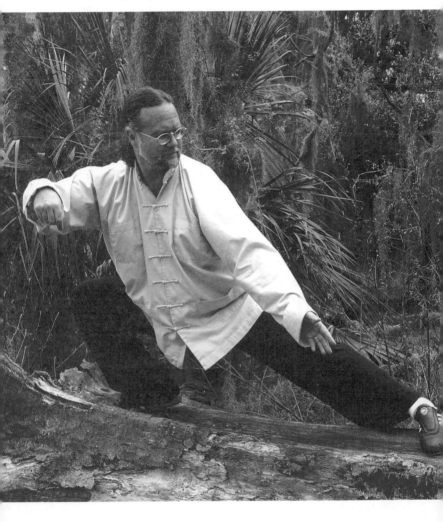

El árbol taoísta de la salud

La tradición taoísta contiene el más completo y efectivo sistema de prevención y cuidado del mundo, fundamentado en la experiencia de miles años. En ocasiones se ha comparado este sistema de salud como un gran árbol, en el que independientemente de la rama que se cultive, brotan siempre las mismas raíces y cada rama da frutos que contienen las semillas del árbol completo.

Las raíces de este gran árbol son los principios básicos del Tao e incluyen los principios del yin y el yang, los tres tesoros, las cuatro fundaciones de la salud y las cinco energías.

Desde las raíces de este árbol de la salud surgen tres grandes troncos: La Energía, la Esencia y el Espíritu. Las diferentes ramas que llevarían la energía a las hojas serían todas aquellas manifestaciones de la medicina China: la acupuntura, la respiración, el yoga, el Tai Chi, la fitoterapia, etc. Y los frutos de este árbol serían la salud y la vitalidad, la claridad mental y el dominio de las emociones, todos ellos principios universales que enlazan con la potencia dinámica del Universo.

3. La práctica del Tai Chi

Millones de personas en todo el mundo practican a diario el Tai Chi. La mayoría de gente lo practica por razones de salud, como ejercicio de relajación o para adentrarse en el ámbito de la meditación. Sólo un pequeño grupo de gente lo utiliza como arte marcial para practicar la defensa personal.

A diferencia del judo o el karate, no existe un sistema de grados diferenciado por colores, ni siquiera una vestimenta estandarizada, aunque para su práctica se recomienda llevar ropa liviana y zapatillas de suela plana.

Existen cuatro metas fundamentales en la práctica del Tai Chi:

a) mantener una vida saludable

b) autocuración de ciertas enfermedades

c) controlar y manejar una alta técnica de autodefensa

d) aliviar y ayudar a curar algunas enfermedades en otras personas

El Tai Chi sólo requiere una mínima movilidad y habilidad, por lo que no hay limitación de edad para su práctica. Además, al contrario de lo que sucede en la mayoría de deportes, tanto el hombre como la mujer pueden alcanzar niveles similares de desarrollo.

El Tai Chi no es violento, parte de la idea del «conocerse a sí mismo». Su práctica regular favorece el equilibrio, se es más consciente de un aspecto vital tan importante como es la respiración, fortalece el sistema nervioso y el inmunológico, estimula las funciones cerebrales y favorece la tonificación muscular y la flexibilidad.

Se ha comprobado que resulta muy beneficioso en los niños que tienen problema de déficit de atención o les cuesta mantener la calma, ya que el Tai Chi mejora la coordinación entre ambos lados del cuerpo, fomenta la creatividad y la energía positiva y les dota de mayor autoestima y equilibrio. No hay una edad mínima para iniciarse en el Tai Chi, hay niños que lo practican desde los cuatro o cinco años a partir de los ejercicios más simples.

El mejor momento para practicar el Tai Chi suele ser a primera hora de la mañana o bien al atardecer. Lo ideal es mantener siempre el mismo horario y realizarlo en el mismo lugar.

La duración de una sesión suele ser de una hora y cuarto, que incluye un calentamiento previo y unos minutos posteriores de relajación.

Las bases

Las bases son diferentes tipos de ejercicios tales como movimientos individuales, ejercicios de posturas y de respiración, así como momentos dedicados a la meditación. Estos movimientos sirven para soltar las articulaciones, relajar el cuerpo y modificar la postura con el fin de evitar sobrecargas en las articulaciones.

Las bases del sistema se remontan a las 13 técnicas originales de Tai Chi. Son ocho movimientos de manos y cinco de pies que parte de los principios del Tao reflejados en el *I Ching*. Ocho Bagua, Pa Kua o Trigramas que representan arquetipos del Universo (Cielo, Tierra, Trueno, Viento, Agua, Fuego, Montaña, Lago) y los cinco procesos elementales

El *I Ching*

El *I Ching* o *Libro de las mutaciones* son una serie de textos datados hacia el 1.200 a.C. Su contenido original es de procedencia taoísta y predice el modo en que se resolverá el futuro. Es, por tanto, un libro adivinatorio y a su vez un libro moral, ya que por su estructura y simbología tiene también un carácter filosófico y cosmogónico.

Una de las características más sorprendentes del oráculo del *I Ching* es la manera que tiene de describir la situación en la que nos encontramos y ante qué nos estamos enfrentando, aún en la época moderna; el Oráculo da coraje y hace que las cosas se vean más claras. Consultar el *I Ching* es un modo para entender mejor la situación contingente y alivia las preocupaciones por el futuro. El *I Ching* nos ayuda a ser los artífices de nuestro destino, garantizándonos la satisfacción de estar en armonía con el mundo que nos rodea.

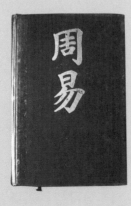

(Agua, Metal, Madera, Fuego y Tierra) que son también los que se utilizan en el Wu Xing.

Los ocho Bagua o estados de cambio fueron creados por Fu Hi, un emperador chino que vio la existencia de similitudes entre las marcas inscritas en el caparazón de una tortuga y las constelaciones del cielo. A partir de esa observación creó los ocho trigramas o leyes universales cuya función es conservar la armonía con el cambio a través del flujo constante de los movimientos. Los Bagua desarrollan la capacidad de adaptarse a los cambios y a cualquier circunstancia que se produzca. El significado de estos símbolos es:

CH'IEN (☰), Tres trazos superpuestos, representa al Cielo y al padre. Reina en el sur.

K'UN (☷), Tres trazos quebrados superpuestos, representa la Tierra y a la madre. Reina en el norte.

CHEN (☳), Un trazo continuo en la base y dos quebrados arriba, representa el trueno y al hijo mayor. Reina en el nordeste.

K'AN (☵), Dos trazos quebrados y un trazo continuo en el centro, representa el agua y al hijo del medio. Reina en el oeste.

KEN (☶), Dos trazos quebrados superpuestos y uno continuo arriba, representa la montaña y al hijo menor. Reina en el noroeste.

SUN (☴), Un trazo quebrado en la base con dos trazos

continuos encima, representa el viento y a la hija mayor. Reina en el sudoeste.

LI (☲), Un trazo quebrado en medio de dos trazos continuos, representa el fuego y a la hija del medio. Reina en el este.

TUI (☱), Dos trazos continuos superpuestos, con un trazo quebrado encima, representa el lago y a la hija menor. Reina en el sudeste.

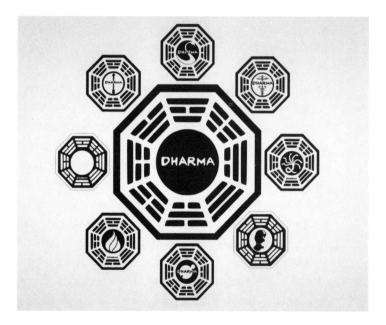

Las cinco energías

A partir de las cinco energías o elementos primarios se generan todas las demás cosas que hay en la Naturaleza. Son la esencia sutil de la fuerza creadora universal.

- **Madera:** Se identifica con todo lo que hay vivo en la Naturaleza, especialmente el mundo vegetal, su esencia es lo que crece y avanza de manera suave pero constante, lo que es duro y flexible a la vez, también lo que es práctico y sabe encontrar el camino más óptimo para llegar a donde necesita llegar. Tiene que ver con la creatividad, los sentimientos de familia y amistad, la inteligencia práctica y el equilibrio.

- **Fuego:** Es lo que ocurre de repente y es intenso, se refiere a las cosas enérgicas, las situaciones peligrosas ante las que hay que reaccionar con rapidez. Las personas en las que predomina el elemento Fuego tienen mucho carácter y se les nota bastante, siendo uno de sus puntos débiles la tendencia a precipitarse y actuar impulsivamente, también el fuego está asociado con los sentimientos intensos y pasionales, con la atracción física y esas cosas. Tiene que ver también con el deporte y el esfuerzo físico, y con las luchas y conflictos, en especial con luchar ardientemente por conseguir lo que uno quiere, también está asociado a la agresividad y falta de diplomacia.

- **Tierra:** La Tierra es un elemento especial porque contiene a los otros cuatro elementos y aparece con mayor frecuencia en las cartas natales, su esencia es el equilibrio y lo que está en armonía con su entorno, también la tranquilidad y el no tener prisa, el saber esperar y la sabiduría. En las personas suele tener influencias equilibradoras, aunque si lo hay en demasiado exceso

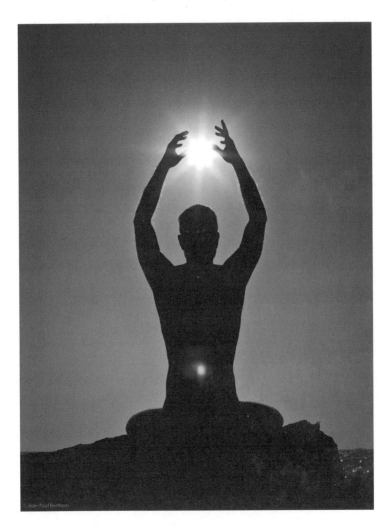

Jean-Paul Berthoin

puede llevar a demasiadas paralizaciones o dudas. Tiene también un matiz de saber conseguir las cosas poco a poco y con paciencia, y una vez conseguidas saber conservarlas a lo largo del tiempo.

- **Metal:** Representa lo frío y tajante, lo racional y eficiente, es el elemento de la cabeza y la intelectualidad. A las personas nos influye potenciando las cualidades intelectuales, quienes tienen mucho Metal en su carta natal suelen ser gente muy inteligente, también es un ele-

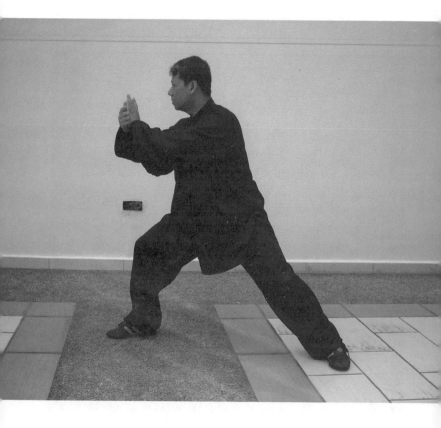

mento que aporta atracción de las otras personas. La gente con mucho Metal en su carta natal suele ser atractiva y tener facilidad para llamar la atención y tener admiradores/as. El problema del exceso de metal es la dificultad para expresar los sentimientos, a veces la falta de sensibilidad o de intuición no racional, también el pensar demasiado sin que sea realmente necesario.

- **Agua:** su esencia es el movimiento constante, la capacidad de adaptarse a cualquier circunstancia y fluir superando los obstáculos, no mediante la violencia sino mediante la constancia y la adaptabilidad.

Según el ciclo de generación (también llamado ciclo de creación o Cheng):
- la madera alimenta al fuego,
- el fuego, con sus cenizas, produce tierra,
- la tierra alberga los minerales,
- los minerales alimentan al agua,
- el agua da vida a la madera.

Según el ciclo de dominación (también llamado estrella de la destrucción o Ko):
- la madera se nutre de la tierra,
- la tierra retiene el agua,
- el agua apaga el fuego,
- el fuego funde el metal,
- el metal corta la madera.

Los principios del Tai Chi marcial

El Tai Chi tiene su origen en un arte marcial que utilizaba sofisticadas estrategias de combate. Algunos de sus principios
han permanecido en la actualidad y se han vinculado directamente con aspectos relacionados con la salud.

- **Lo blando vence a lo duro:** Pese a que en el combate
siempre ha prevalecido la ley del más fuerte, el Tai Chi,
a partir de la filosofía taoísta del yin y el yang, sostiene

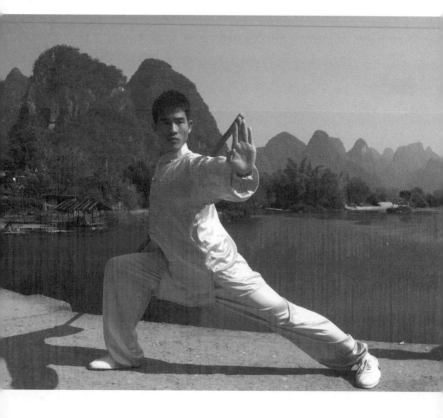

que es posible vencer en estado defensa. Lao Tsé lo ejemplificaba con las rocas que, siendo más duras, eran moldeadas constantemente por las corrientes de agua del mar.

- **No golpear primero:** Ello requiere de una actitud calmada y reflexiva. No ser el primero en golpear permite evaluar los puntos débiles del contrario y examinarse a uno mismo. La persona que espera su momento suele reconocerse por su coraje, su confianza y su mente clara para asegurarse la victoria final.

- **Ser el primero en asestar el golpe definitivo:** Ser reflexivo y paciente no significa en ningún caso dormirse en la inactividad, sino que se trata de esperar la oportunidad para lanzar el ataque que le dará la victoria final.

- **Neutralizar al oponente:** Significa evitar la confrontación, buscar alternativas para evitar el choque directo. Cuando el adversario lanza su ataque, realizar un movimiento circular de cara a situarse en una posición que ofrezca una ventaja para lanzar el golpe definitivo.

El Qi Gong o Chi Kung

El Tai Chi está regido por una serie de principios de entrenamientos internos y externos. Uno de ellos es el llamado Qi Gong. Los ejercicios de esta disciplina buscan la buena circulación de energía entre los meridianos. Se trata de restablecer

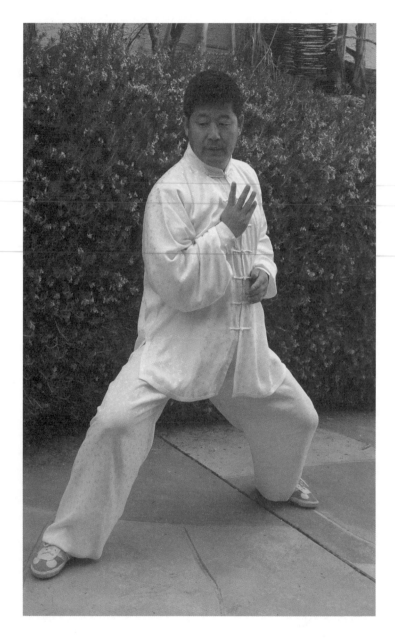

un reequilibrio energético que permita la libre circulación de la energía por todo el cuerpo. Practicando el qi gong con la repetición de movimientos lentos y pausados, acompañados por una respiración profunda, se mejora el equilibrio del sistema nervioso, del sistema circulatorio y del sistema respiratorio.

● *1. Regular el cuerpo (Tyau Shenn):*

Cuando la forma (postura corporal) no es correcta, el Chi no es constante. Cuando el Chi no es constante, la mente no tiene paz. Y cuando esta no tiene paz, entonces el Chi sufre un desorden. El cuerpo y la mente se encuentran mutuamente relacionados. Un cuerpo relajado y equilibrado favorece la relajación y la concentración de la mente. A esto se llama «Shen Xin Ping Herng» que significa: cuerpo, corazón y mente equilibrados.

Sólo cuando se hallan abiertos todos los canales de Chi se produce la relajación, que debe iniciarse por la mente, seguir por la respiración y finalizar en todo el cuerpo.

En toda práctica Qi Gong es importante estar bien apoyado. Estar apoyado significa estar equilibrado y en firme contacto con el suelo. Su apoyo se compone de la raíz, el centro y el equilibrio. Para enraizar el cuerpo debe imitar a los árboles y echar raíces invisibles bajo sus pies. Su raíz debe ser tan ancha como profunda. Su mente debe crecer primero, porque la dirige al Chi. Su mente debe ser capaz de dirigir el Chi hasta sus pies y comunicarse con la tierra. Sólo si su mente puede comunicarse con la tierra, podrá crecer el Chi por debajo de sus pies y entrar en ella para crear la raíz.

Después de haber logrado su raíz, debe aprender a conservar la concentración. Una concentración estable hará que su Chi se desarrolle de modo análogo y uniforme.

Echar la raíz no se refiere únicamente al cuerpo, sino también a la forma o al movimiento. La raíz de cualquier forma o movimiento se encuentra en su propósito o principio.

2. Regular la respiración (Tyau Shyi):

Regular la respiración significa regular la acción de respirar hasta que sea relajada, constante y sosegada.

Existen ocho palabras clave en la respiración que todo practicante de Qi Gong debe tener en cuenta durante sus prácticas:

* Sosiego (Jing).
* Suave (Xi).
* Profundo (Shen).
* Largo (Chang).
* Continuo (You).
* Uniforme (Yun).
* Lento (Huan).
* Delicado (Mian).

3. Regular la mente (emocional) (Tyau Hsin):

Sólo cuando la mente esté serena el cuerpo será capaz de alcanzar la paz y progresar finalmente.

4. Regular la Esencia (Tyau Jieng):

Regular la esencia significa conservarla y convertirla en Chi sin que haya desperdicio.

5. Regular el Aliento (Tyau Chi):

Hasta que no hayamos almacenado suficiente Chi no seremos capaces de hacerlo circular por los canales.

6. *Regular el Espíritu (Tyau Shen):*

La regulación del Shen consta de cuatro aspectos fundamentales: aprender a elevar el espíritu, aprender a mantenerlo en su residencia y fortalecerlo, a coordinarlo con la respiración y, finalmente, aprender a usarlo para dirigir el Chi con eficacia.

Ejercicios del Tai Chi Qi Gong

- **Regular el triple calentador:** permite una relajación completa del cuerpo. Actúa favorablemente sobre la hipertensión, insomnio, los reumatismos, la artrosis de las rodillas y muñecas, los dolores y las contracturas de la espalda.

- **Abrir el pecho y el corazón:** se presta atención a los huecos de cada mano, también conocidos como Lao Gongs. La respiración se regula aumentando la oxigenación de la mano. Se irrigan los cinco órganos vitales, se estimulan sus funciones. Como el pecho se relaja el centro de las emociones se desbloquea paralelamente. Este movimiento mejora la respiración y asiste al sentimiento de la opresión. Tonifica los meridianos del pulmón y del intestino grueso, también el Chi de los riñones. Toda la energía del cuerpo se activa.

- **Danza del Arco Iris:** Este movimiento armoniza la circulación del Chi a la altura del bazo y del estómago. Las enfermedades digestivas se pueden tratar favorablemente.

- **Separando las nubes:** Este ejercicio actúa a nivel de las cervicales e influye en todos los meridianos yang. Apartar las nubes hace circular la energía para estimular el sistema neurovegetativo simpático y parasimpático. Este ejercicio es recomendable para el tratamiento de las enfermedades crónicas coma la hipertensión arterial y los dolores de cabeza.

- **Mover los brazos hacia atrás:** La acción terapéutica se sitúa en las articulaciones de la cadera y de los hombros. Los riñones, contra el asma y la bronquitis crónica.

- **Remando el bote:** Este movimiento es beneficioso para los riñones, los bronquios, los brazos, el sistema digestivo y la fatiga física.

- **Levantar la pelota:** Los efectos beneficiosos de este movimiento conciernen a la neurastenia, al estrés, al sueño agitado, calma la sien, al espíritu.

- **Mirando la luna:** Este ejercicio favorece la acción terapéutica en la cadera, reforzando los riñones, luchando contra la obesidad y las lumbalgias.

- **Empujar las palmas:** Este movimiento refuerza los riñones, estimula el bazo, y el estómago. Y ejerce una buena influencia en el nervio ciático.

- **Manos como nubes en la danza del caballo:** El movimiento calma las sienes y el sistema nervioso. Actúa en las úlceras de estómago y en la digestión difícil.

- **Mirando el cielo y tocando el mar:** La acción terapéutica de este ejercicio atañe a los pulmones, el estómago y las malas digestiones. E influye en las lumbalgias y las ciáticas, así como en la obesidad.

- **Empujando las olas:** Este movimiento calma al espíritu y actúa en los dolores a la altura de los pulmones.

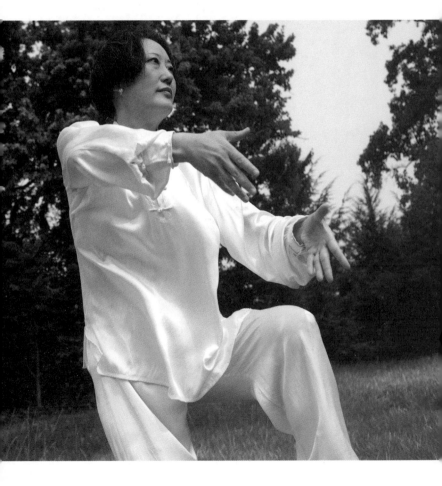

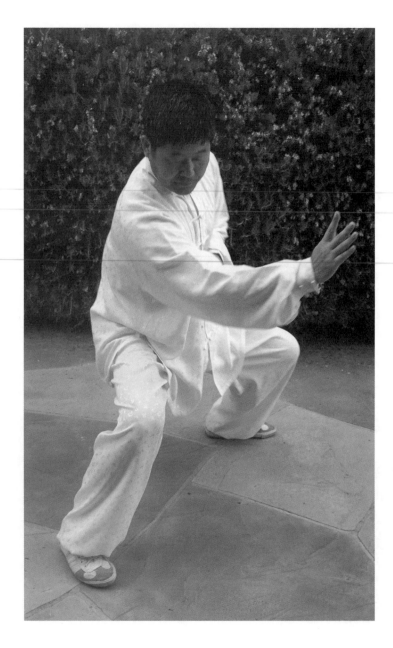

- **La paloma despliega sus alas:** Este ejercicio es beneficioso para el hígado y para la salud de los pulmones en caso de opresión el pecho y de enfisema.

- **Puñetazo adelante:** La acción terapéutica de este movimiento es de aumentar la fuerza física, la capacidad respiratoria y la fuerza interna es decir el corazón.

- **Oca salvaje voladora:** Dolores de cabeza, vértigos y nerviosismo son los objetivos de los beneficios de este movimiento.

- **Girando la gran rueda:** Aunque la acción terapéutica se manifiesta en la circulación de la energía, en las articulaciones de la cadera, de los hombros y de los riñones. No hay que hacer este ejercicio en caso de hipertensión arterial.

- **Arrancar los árboles:** Este movimiento actúa favorablemente en el nerviosismo, la fatiga y las articulaciones de los brazos y los puños.

- **Apaciguar la energía:** Este ejercicio concluye la serie con el reequilibrio global y permite encontrar la calma.

Dao Yin: incrementar la salud y la forma física

Se trata de los movimientos destinados a dirigir y estirar el cuerpo humano con el fin de mejorar la salud e incrementar la forma física. Se trata de los primeros ejercicios Qi Gong que se conocen y que tenían una gran importancia en la antigua China ya que servían para nutrir la vida. Se relacionan con los trayectos de los meridianos y del fluir del Chi o energía vital a través de ellos.

La medicina tradicional China destaca que entre las causas de la enfermedad están las malas posturas, el sobreesfuerzo físico o las emociones reprimidas. En este sentido los movimientos Dao Yin conducen el Chi o aliento vital a través de numerosas formas de ejercicios cuyo grado de dificultad es variable. Estos ejercicios tienen unos principios básicos comunes relacionados con las posturas, la respiración, la concentración mental y la visualización.

Los movimientos que propugna el Dao Yin son suaves, fluidos y armoniosos ya que tienen como finalidad que el Chi fluya por todo el cuerpo. Los efectos que produce en el cuerpo humano son:

- el fortalecimiento de los sistemas muscular y esquelético.
- el fortalecimiento de tendones, ligamentos y articulaciones.
- la estimulación de los órganos vitales.
- el Dao Yin proporciona calma interna, lucidez mental y fluidez en los movimientos del cuerpo humano.

Los ejercicios de Dao Yin proceden de tres niveles distintos pero ligados unos con otros con el fin de buscar el llamado principio de las tres regulaciones. Dichos niveles son:

- **El nivel físico:** conducir el cuerpo en las posiciones y en los movimientos requeridos.

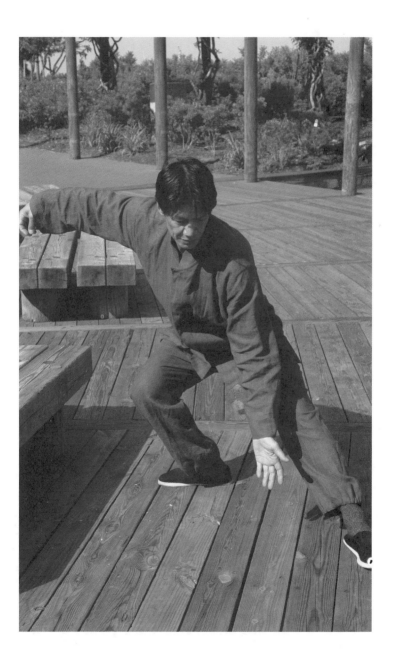

- **El nivel respiratorio:** controlar y conducir la respiración en formas y con los ritmos requeridos.

- **El nivel mental:** controlar y conducir por medio de la atención las posiciones y en los movimientos requeridos, enfocando la concentración sobre estos y coordinando todas estas operaciones en una única acción integral y completa.

Cuando estos tres niveles se aplican correctamente, se alcanza la regulación en la posición del cuerpo (Tiaoshen), la regulación de la respiración (Tiaoxi) y la regulación del vacío y del corazón y la mente (Tiaoxin). El cuerpo y la mente están unidos y deben cultivarse conjuntamente, mientras que la respiración debe ser controlada a partir de unas posiciones correctas y de una apropiada concentración mental.

Ejercicios Dao Yin

- **Cara:** Las dos palmas abiertas sobre la cara, centradas por la nariz, con los dedos apuntando al cielo. Girar ambas palmas, moviendo la piel, 18 veces de la nariz hacia fuera y 18 veces hacia dentro.

- **Oídos:** Las palmas abiertas apoyadas en las orejas. Los dedos índice tamborilean justo debajo del cráneo, a los lados de la columna vertebral, apoyándose en los dedos medios, 36 veces.

- **Ojos:** El centro de las palmas de la mano apoyadas en

los ojos, los dedos hacia arriba. Girar las palmas, masajeando suavemente los ojos, 18 veces hacia dentro y 18 veces hacia fuera.

- **Dientes:** Castañear los dientes. Incisivos 18 veces. Molares 18 veces.

- **Nariz:** Apoyar los pulgares, con la mano cerrada en la raíz de la nariz. A la altura del lacrimal, por la parte externa del pulgar. Desplazar hacia abajo, por los lados, hasta la punta de la nariz, 36 veces.

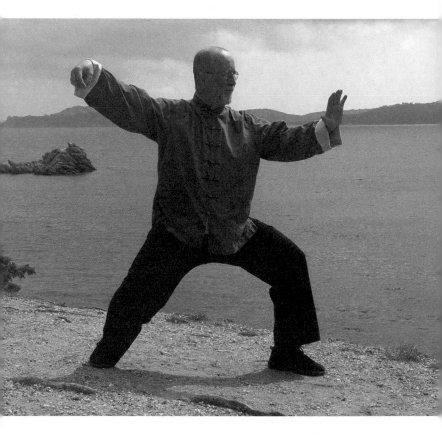

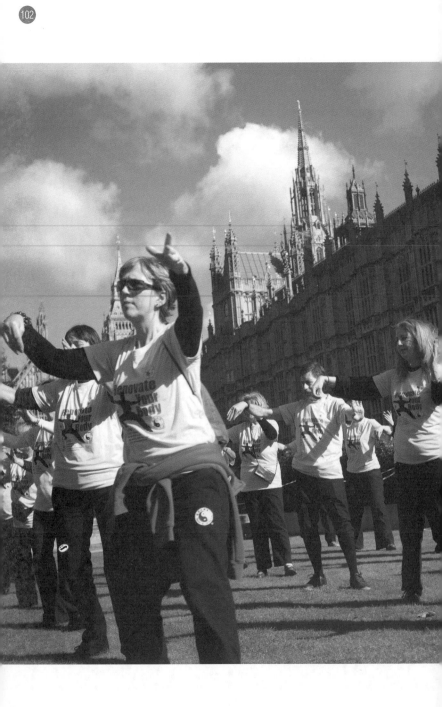

- **Riñones:** Frotar masajeando de arriba abajo 36 veces.

- **Abdomen:** Apoyar las manos firmemente debajo del ombligo, mano derecha sobre tan-tien e izquierda encima y frotar, moviendo el interior del bajo abdomen, 18 veces de derecha a izquierda y 18 veces de izquierda a derecha.

- **Pies:** Frotar el centro de la planta del pie izquierdo, apoyado en la pierna derecha, con la punta de los dedos de la mano derecha, 36 veces de delante hacia atrás. Repetir con el otro pie.

Práctica de las bases

Al combinar las 8 potencias (Pon, Li, Chi, An, Chai, Lie, Chou y Kao) con los cinco pasos se forman las bases del Tai Chi.

1º. Mirando al Norte: En posición de inicio comenzaremos con Pon, Li a derecha, Li a izquierda abriendo al terminar el pie derecho; dando un paso al frente con el pie izquierdo realizar Chi, y otro paso con el pie derecho hacer otra vez Chi; con dos pasos atrás volvemos a la posición inicial y realizamos An.

2º.- Adelantar pierna derecha en diagonal hacia el noreste y realizar: Pon, Li, Chi, recoger la pierna adelantada volviendo al centro y realizar An.

3º.- Adelantar la pierna izquierda en diagonal hacia el

noroeste y realizar: Pon, Li, Chi, recoger la pierna adelantada volviendo al centro y realizar An.

4°.- Repetir igual en dirección sureste.

5.- Repetir igual en dirección suroeste.

6.- Realizar Chai, Lie, Chou y Kao de la siguiente forma:
adelantar pierna derecha en diagonal dirección noreste y
realizar Chai (agarrar y tirar con las dos manos hacia abajo)
recogiendo la pierna adelantada. Girando sobre la punta del
pie derecho hacia la derecha cruzar los brazos a la altura
del vientre realizando un Lie (mantener la diagonal. Abrir
pierna izquierda hacia la dirección que estamos trabajando
–noreste- bajar la base y realizar Chou (golpe con los codos).
Recoger pierna izquierda y girar realizando un Kao con
pierna y hombro derecho (siempre que demos un Kao, de-
bemos quedar en la misma posición que al iniciar un Chai)

**7°.- Desde la posición anterior, adelantaremos un poco
la pierna izquierda en dirección noroeste, llevaremos
atrás la pierna derecha en esa dirección y realizaremos
las cuatro fuerzas descritas:** Chai, Lie, Chou y Kao.

**8°.- Al terminar, abriremos la pierna derecha en direc-
ción sureste y realizaremos:** Chai, Lie, Chou y Kao.

**9°.- Al terminar Kao, en la dirección anterior, abriremos
la pierna derecha para situarnos en dirección suroeste
quedando con la pierna izquierda adelantada y realizar**
Chai, Lie, Chou y Kao.

10º.- Al terminar Kao, abrir otra vez pierna derecha para situarnos en dirección noreste y, en esta posición realizar Pon, Li, Chi y An, cerrando la forma.

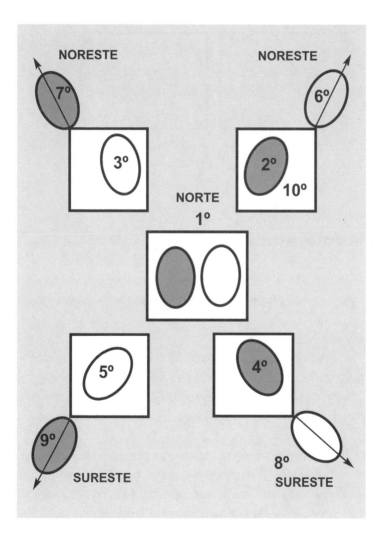

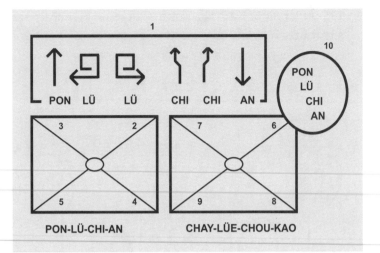

La meditación

El objetivo de la meditación es reducir el estrés y modificar los estados emocionales de la persona. De esta manera se puede lograr un estado profundo de relajación, mejorar la salud y el bienestar de la persona.

La práctica de la meditación suele hacerse sentado tranquilamente con los ojos cerrados, y en estados más avanzados, se realiza repitiendo un sonido o mantra que ayuda en la concentración. Existen dos tipos de prácticas meditativas:

- La meditación de conciencia plena, en la que se fomenta la forma de pensar, sentir y actuar. El objetivo es sentirse libre de pensamientos y acciones negativas, y fortalecer los pensamientos positivos. El medio para al-

canzar la conciencia plena es concentrándose únicamente en la respiración, sin atender a lo que ocurre alrededor. El resultado es un cúmulo de pensamientos y
emociones más equilibrados.

- La meditación trascendental, en la que el practicante
repite un mantra una y otra vez en voz baja o en silen-
cio. Esto lleva a la persona a un estado de concentración y relajación absoluta.

El Tai Chi es un ejercicio que permite unificar mente, cuerpo
y espíritu y lo aplica en valores como los siguientes:

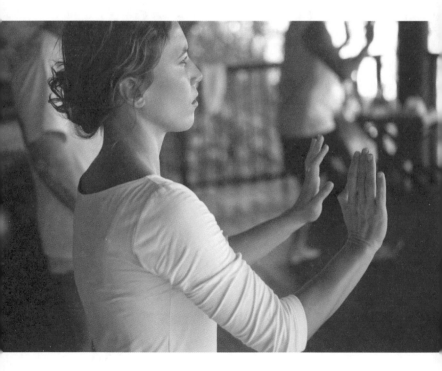

- **Lentitud:** la velocidad no es tan importante como la precisión, la concentración y la paciencia.

- **Suavidad:** lo suave vence a lo duro, una planta flexible soporta el temporal, mientras que un árbol rígido se quiebra.

- **Fluidez:** no hay cortes, no hay capítulos, el movimiento fluye libremente.

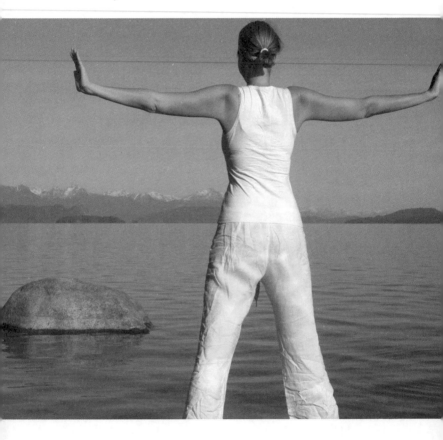

Cómo meditar

- Dedica tiempo a meditar, preferiblemente por la mañana y por la noche. Los beneficios de la meditación son más notables cuando se hacen regularmente. Algunas personas prefieren meditar al final del día para aclarar su mente; otras prefieren buscar refugio en la meditación en medio de un día ajetreado. Comienza con 5 o 15 minutos al día.

- Busca un ambiente tranquilo y relajado. Es muy importante evitar cualquier distracción. Apaga la televisión, el teléfono, o cualquier otro aparato que haga ruido. Y si te apetece poner música de fondo, utiliza una relajante y suave que no te impide la concentración.

- Siéntate en el suelo, preferiblemente en la postura del loto, aunque lo importante es que mantengas la espalda recta, ya que esto te ayudará después con la respiración.

- Relaja tus brazos y piernas, dejando que los primeros cuelguen a ambos lados.

- Relaja todo el cuerpo y céntrate en la respiración, piensa en ella y trata de calmar tu mente.

- **Unidad:** aunque se mueva un solo dedo, todo el cuerpo se mueve con él.

- **Correspondencia:** los movimientos están naturalmente coordinados, brazos y piernas oscilan de manera armoniosa.

- **Circularidad:** no hay ángulos ni aristas, se buscan formas curvas.

- **Gravidez:** hacer tierra, enraizarse, mantener el centro de gravedad bajo y equilibrado; somos más fáciles de derribar mientras más erguidos estemos y más juntos tengamos los pies; posturas bajas, raíces profundas y cuerpos estables.

- **Vacío:** suspender los pensamientos, las emociones, los juicios, sostenerse en el presente a plena conciencia, sin «ruido» interior que ponga obstáculos al flujo de la vitalidad.

Las formas

Las formas son secuencias de movimientos que se siguen unos a otros de manera que continúan de manera fluida en forma de secuencia.

Las formas básicas son formas individuales en las que cada practicante realiza los ejercicios para sí mismo. Representan la lucha con un adversario imaginario. En general, la

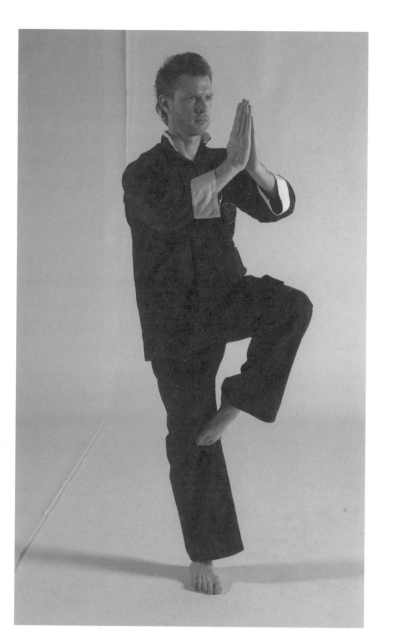

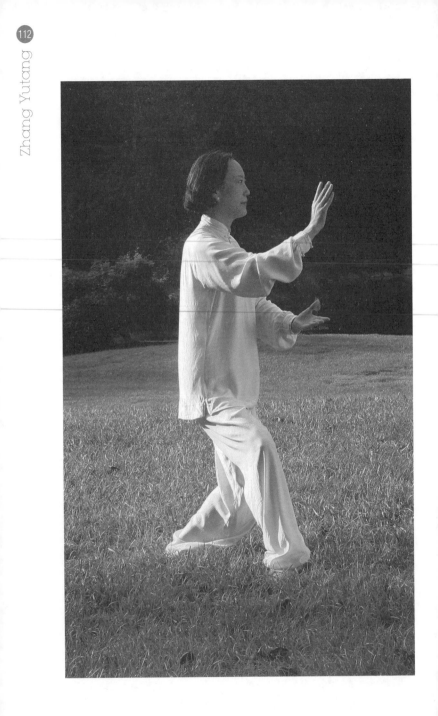

forma se representa de manera grupal y sincrónica, donde maestro y alumnos trabajan al unísono.

Los cuadros tienen distintos nombres que definen la aplicación del movimiento y que describen el carácter del movimiento, muchas veces bajo un nombre que tiene una lectura poética.

Las formas más comunes son la Forma de 24 cuadros y la Forma de 37 cuadros, si bien hay algunas más extensas que pueden llegar a los 100 cuadros. A título de ejemplo, la Forma larga del estilo Yang llega hasta los 108 cuadros. Su ejecución puede durar desde unos pocos minutos hasta una hora y media, dependiendo de la velocidad de ejecución.

El tipo de técnicas que se aplican en el Tai Chi se clasifican en:

- Tui (empujes)
- Da (golpes con las extremidades superiores: puños, codos, hombros)
- Ti (piernas: patadas, barridos, rodillas)
- Na (capturas, luxaciones)
- Shuai (derribos, proyecciones)
- Fen Jin (dividir los músculos y agarrar los tendones Zhua Jin)
- Cuo Gu (dislocar las articulaciones)
- Bi Qi (bloquear la respiración)
- Dian Mai (presionar las venas y arterias)
- Dian Xue (presionar las cavidades, puntos Na Xue de los meridianos por los que circula el Chi)

Forma básica de 24 cuadros

Se parte de la posición de pie, con las piernas juntas y las manos en los costados. A continuación se separa la pierna izquierda de manera que la distancia entre las piernas sea la misma que la distancia entre los hombros. Girar las manos de manera que queden abiertas hacia atrás.

Manteniendo el cuerpo derecho, primero cambiar el peso a la pierna derecha, con la rodilla ligeramente flexionada, y luego apoyar todo el peso sobre ella. Las muñecas y los codos se elevan unos ocho centímetros. En estos momentos el Chi se extiende hasta el punto lao-kung, situado en medio de la palma izquierda.

Levantar el pie izquierdo y dar un paso hacia la izquierda, cambiar el peso al pie izquierdo, levantar la punta del pie derecho y girarlo sobre el talón para que apunte hacia delante. Luego, doblar ligeramente los codos, con el dorso de las manos hacia delante y las muñecas levemente dobladas. La cabeza debe estar erguida y la vista dirigiéndose hacia el frente. La visión debe dirigirse hacia el interior y el oído debe concentrarse en la respiración. La lengua toca ligeramente el paladar. El cuerpo debe adoptar una postura relajada y natural.

Levantar a continuación ligeramente las muñecas hasta la altura de los ojos. Los codos deben apuntar hacia el suelo y los brazos ligeramente flexionados y situados de forma paralela. El peso del cuerpo se traslada a los talones.

Las manos bajan hasta la altura de la cadera mientras se doblan ligeramente las rodillas, quedando delante de la cintura, la columna vertebral recta y la coronilla erguida.

Llevar el peso del cuerpo al pie izquierdo mientras se levanta la palma derecha a la altura de los ojos, protegiendo la cabeza. A continuación, dar un paso a la izquierda y desplazando el peso hasta esta pierna. Girar la cadera izquierda mientras baja la mano derecha y extiende la izquierda hacia delante.

En la posición del arco, el pie izquierdo está orientado hacia delante y el izquierdo forma un ángulo de 45º respecto al derecho. La raíz está en los pies, la energía sube directamente por las piernas, es controlada por la cadera y es expresada por las manos y los dedos.

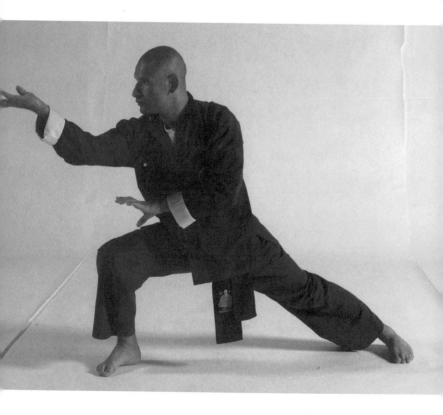

Devolver el peso al pie izquierdo, girando el pie derecho hacia fuera mientras todo el cuerpo empieza a girar hacia la derecha

Forma básica de 42 cuadros

La forma de 42 movimientos se basa en una rutina creada en 1989 para las competiciones, y que suele tener una duración de unos 5 o 6 minutos. Está desarrollada a partir del estilo Yang, pero toma movimientos de los estilos Chen, Wu y Sun. No resulta apropiada para principiantes, debido a su dificultad técnica y a que requiere de una mínima base de las rutinas tradicionales de los estilos. La secuencia consta de los siguientes movimientos:

PRIMERA SECCIÓN:
1. Apertura (Quishi)
2. Coger la cola del gorrión hacia la derecha (Yuolan Quewei)
3. Látigo simple izquierda (Zuodanbian)
4. Levantar la mano (Tishou)
5. La grulla extiende sus alas (Baihe LiangChi)
6. Cepillar la rodilla (2) (Louxi Aobu)
7. Acercarse lateralmente y pegar con el puño (Pieshenchui)
8. Tirar atrás y apretar (Luojishi)
9. Paso adelante, desviar hacia abajo, interceptar y pegar (Jinbu Banlanchui)
10. Echarse atrás y empujar (Rufensibi)

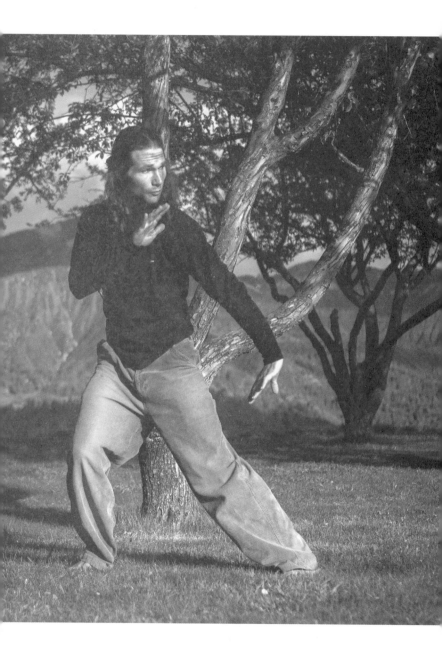

SEGUNDA SECCIÓN:

11. Abrir y cerrar manos (Kaiheshou)
12. Látigo simple (dcha) (Danbian)
13. Puño bajo el cod o (Zhoudichui)
14. Girar y empujar (2) (Zhuanshentuizhang)
15. Bella dama pasa la lanzadera (2) (Yunuchuansuo)
16. Patadas con el talón (2) (Youzuodengjiao)
17. Puñetazo de mano oculta (Yanshougohchui)
18. Separar la crin del caballo salvaje (2) (Yema Fenzong)

TERCERA SECCIÓN:

19. Mover las manos como nubes (3) (Yunshou)
20. Levantarse y pegar al tigre (Dulidahu)
21. Separar pie derecho (Youfenjiao)
22. Dos vientos perforan los oídos (Shuangfeng Guan'er)
23. Separar pie izquierdo (Zuofenjiao)
24. Girar y golpear pie derecho (Zhuanshenpaijiao)
25. Avanzar y pegar hacia abajo (Jinbuzaichui)
26. Vuelo diagonal (Xiefeishi)
27. Látigo simple hacia abajo (Danbianziashi)
28. El gallo dorado se sostiene sobre una pata (2) (Jinjiduli)
29. Retirar pie y clavar palma izquierda (Tuibuchuan zhang)

CUARTA SECCIÓN:

30. Paso vacío y apretar abajo con palma (Dulituozhang)
31. Levantar pierna derecha, palma derecha arriba (Dulituozhang)
32. Pegar con hombro izquierdo (posición del jinete) (Mabukao)

33. Girar y pegar con la mano (Zhuanshendaluo)

34. Agarrar y pegar con paso vacío (Ziebuqinda)

35. Clavar palma y barrer abajo (Chuanzhangziashi)

36. Las siete estrellas (Shang Bu Qi Xing)

37. Paso atrás para montar al tigre (Tibukuahu)

38. Girar y barrer el loto con una pierna
(Zhuanshenbailian)

39. Disparar al tigre con el arco (Wangongshehu)

40. Coger la cola del gorrión (izq.) (Zuolanquewei)

41. Cruzar las manos (Shizishou)

42. Conclusión de la forma (Shoushi)

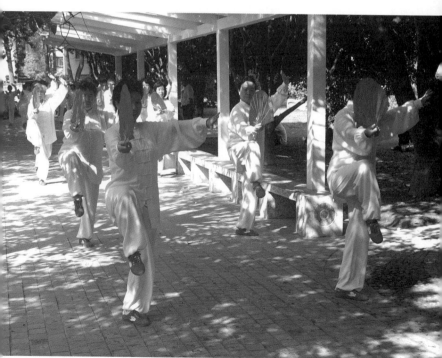

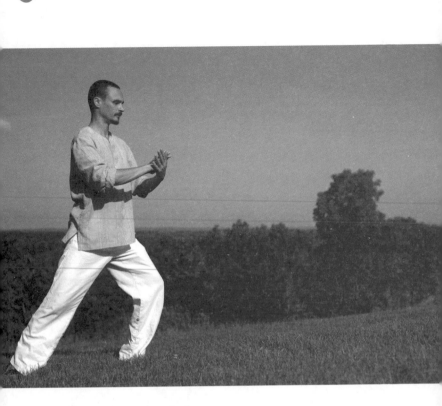

Secuencia larga de 108 movimientos

El número 108 representa las esencias yin y yang de nuestro cuerpo. La ejecución de la tabla de los 108 movimientos simboliza la unión de los 36 elementos yang (Cielo) y los 72 yin (Tierra) de nuestro cuerpo. 108 significa completado. Cualquier número menor de 108 significa desequilibrio entre el yin y el yang e incompleto. Por el contrario, la totalidad de 108 simboliza el equilibrio armónico entre el yin y el yang que conduce a la salud. La unión de todos los elementos yin y yang representa el retorno al estado completo e indiferenciado del Tao.

PRIMERA SECCIÓN

1 Apertura
2 Coger la cola del gorrión a la izquierda
3 Coger la cola del gorrión apartando (peng shou)
4 Tirar (lu shou)
5 Presionar (ji shou)
6 Empujar (an shou)
7 Látigo simple
8 Manos arriba
9 La grulla blanca extiende sus alas
10 Cepillar la rodilla (izquierda) y paso circular
11 Tañer el Laúd
12 Cepillar la rodilla (izquierda) y paso circular
13 Cepillar la rodilla (derecha) y paso circular
14 Cepillar la rodilla (izquierda) y paso circular
15 Tañer el Laúd
16 Cepillar la rodilla (izquierda) y paso circular
17 Paso alto, parada y puñetazo
18 Cierre aparente
19 Manos cruzadas

SEGUNDA SECCIÓN

20 Llevar el tigre a la montaña
21 Coger la cola del gorrión en diagonal
22 Girar empujando y puño debajo del codo izquierdo
23 Rechazar el mono (derecha)
24 Rechazar el mono (izquierda)
25 Rechazar el mono (derecha)
26 Inclinación volando
27 Manos en alto
28 La grulla blanca extiende sus alas

29 Cepillar la rodilla (izquierda) y paso circular

30 Clavar la aguja en el fondo del mar

31 Lanzar golpe y abanico por la espalda

32 Girar y parar al oponente con el puño

33 Paso alto parada y puñetazo

34 Abrir a la izquierda y presionar

35 Coger la cola del gorrión

36 Látigo simple

37 Acariciar las nubes

38 Látigo simple

39 Palmear la cabeza del caballo

40 Separar y patada con punta del pie (derecha)

41 Separar y patada con punta del pie (izquierda)

42 Girar bruscamente y patear con talón (izquierda)

43 Cepillar la rodilla (izquierda) y paso circular

44 Cepillar la rodilla (derecha) y paso circular

45 Paso alto y puño abajo

46 Girar (en abanico) y parar oponente con puño

47 Paso alto, parada y puñetazo

48 Patear con talón del pie (derecha)

49 Golpe de tigre (izquierda)

50 Golpe de tigre (derecha)

51 Patear con talón del pie (derecha)

52 Parar hacia abajo y golpear a los oídos con puños

53 Patear con talón del pie (izquierdo)

54 Girar bruscamente y patear con talón del pie
(derecha)

55 Paso alto, parada y puñetazo

56 Cierre aparente

57 Manos cruzadas

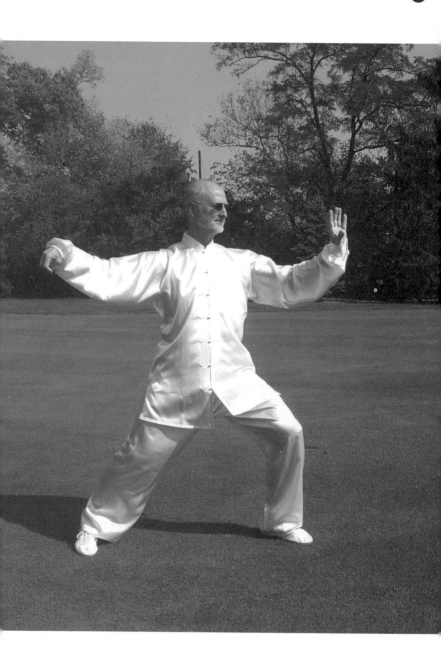

TERCERA SECCIÓN

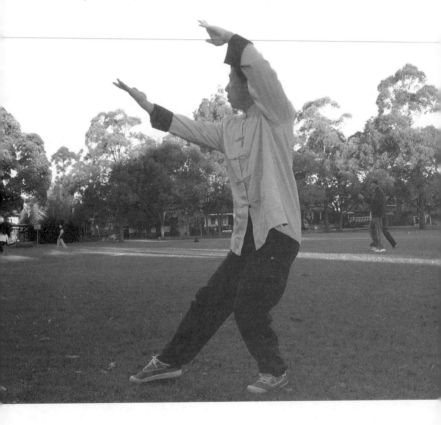

64 Coger la cola del gorrión a la izquierda

65 Paso alto, coger la cola del gorrión al frente

66 Látigo simple

67 La linda señorita trabaja en la lanzadera (izquierda)

68 La linda señorita trabaja en la lanzadera (derecha)

69 La linda señorita trabaja en la lanzadera (izquierda)

70 La linda señorita trabaja en la lanzadera (derecha)

71 Paso abriendo hacia la izquierda

72 Coger la cola del gorrión

73 Látigo simple

74 Acariciar las nubes (3 veces)

75 Látigo simple

76 La serpiente se arrastra por abajo

77 Gallo dorado se aguanta sobre una pierna
(derecha)

78 Gallo dorado se aguanta sobre una pierna
(izquierda)

79 Paso regresando y rechazar el mono (derecha)

80 Rechazar el mono (izquierda)

81 Rechazar el mono (derecha)

82 Inclinación volando

83 Manos en alto

84 La grulla blanca extiende sus alas

85 Cepillar la rodilla (izquierda) y paso circular

86 Clavar la aguja en el fondo del mar

87 Lanzar golpe y abanico por la espalda

88 Giro y la serpiente blanca saca la lengua

89 Paso alto, parada y puñetazo

90 Paso abriendo hacia la izquierda presionando

91 Coger la cola del gorrión

92 Látigo simple

93 Acariciar las nubes (3 veces)

Cómo recordar la forma

Las formas no son más que rutinas preestablecidas. A veces, especialmente para los alumnos primerizos, resulta difícil recordar cada uno de los movimientos, de ahí que existan una serie de técnicas para memorizarlos.

- En primer lugar, el nombre. Al recordar el nombre de cada movimiento, es más fácil relacionarlo con la técnica asociada. Los nombres pueden clasificarse en tres grupos: los que describen el movimiento, como cruzar los brazos, hacer un giro, etc. Luego están los que describen el movimiento como defensa o ataque, los que avanzan o interceptan, giran y golpean, etc. Y por último están los que se asocian a un animal, como una grulla, un tigre, un mono, etc.

- Cada movimiento tiene un valor marcial, ya sea de ataque o bien de defensa.

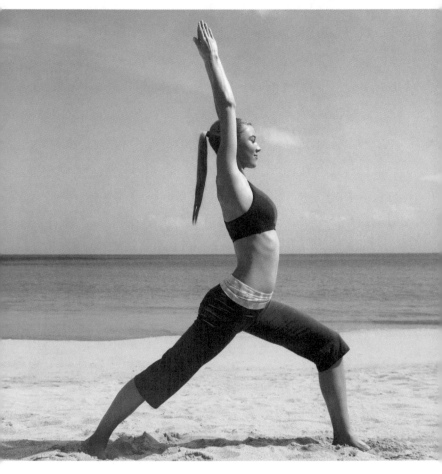

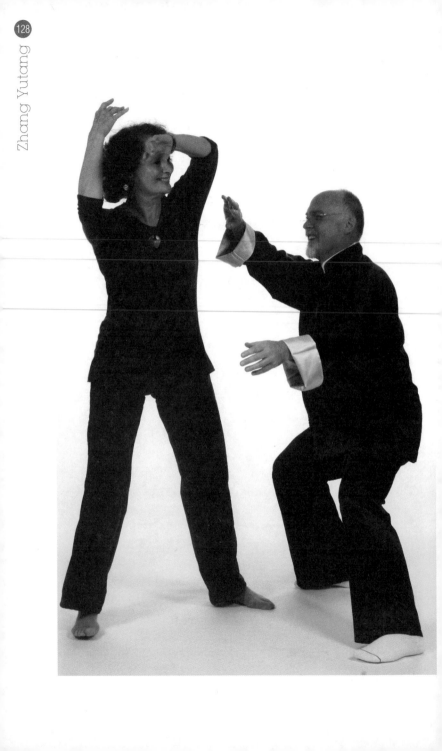

- También pueden recordarse los nombres a partir de la enumeración de sus movimientos.

- Las repeticiones ayudan a recordar los diferentes movimientos, especialmente aquellos que son más dificultosos.

- Cada movimiento busca el equilibrio, que es la base del Tai Chi, por tanto, si se levanta una mano, lo normal es que baje la otra; si una pierna carga el peso del cuerpo, la otra trata de buscar el punto de equilibrio.

- Las representaciones públicas, en parques o auditorios, dan seguridad a sus practicantes del Tai Chi.

- El trabajo en grupo también ayuda a recordar los movimientos, ya que la comunicación entre los alumnos se potencia.

Ejercicios y formas entre dos personas

En el Tai Chi se realizan ejercicios o formas completas de dos personas que se pueden considerar como un trabajo previo al combate. El alumno debe desarrollar, en estos casos, un sentido de la conciencia del espacio, la distancia y el tiempo.

El ejercicio más conocido es el Tui shou, en el que ambos practicantes se enfrentan cogiéndose de los brazos. Uno de

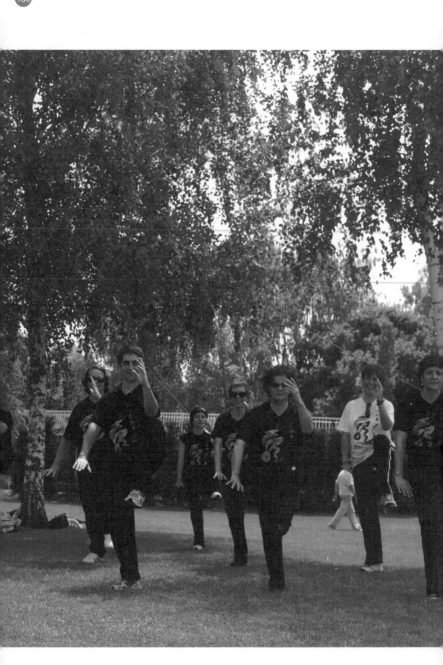

ellos ejerce presión sobre los brazos del otro que trata de ceder a esa presión y de neutralizarla, para pasar él mismo a continuación a ejercer presión. En una forma más libre del Tui shou el objetivo consiste en obligar al adversario a abandonar su postura y perder el equilibrio, manteniendo al mismo tiempo la propia.

El Tui shou o «empuje de manos» es la muestra más evidente de la complementariedad del yin y el yang, la existencia del uno en el otro y de su transformación a partir del movimiento.

El fundamento de su práctica son las habilidades Zhan (conectar), Nian (mantener), Lian (enlazar) y Sui (seguir). Zhan significa tomar contacto con el oponente. Nian significa mantener la unión con el oponente como si estuviéramos pegados a su cuerpo, siguiendo sus acciones. Lian significa enlazar y conectar; esto quiere decir que conduces a tu oponente y no le permites que te alcance. Sui significa seguir, cuando el oponente retrocede avanzamos sin permitirle que se despegue.

El trabajo en grupo

Los especialistas en Tai Chi no se ponen de acuerdo sobre los beneficios de la práctica del Tai Chi en solitario o en grupo. Si bien, es importante considerar su práctica como una cuestión personal, un viaje individual hacia la consciencia.

La práctica colectiva ofrece la posibilidad de interactuar con otras energías. Cuando varias personas trabajan conjuntamente, la energía cambia y es posible percibir nuevas sensibilidades relacionadas con el espacio en el que se producen los movimientos. Al mezclar la energía de cada uno de los practicantes, surge una nueva que abre nuevos caminos por explorar.

El trabajo en grupo también permite practicar la sincronización de movimientos para tratar de alcanzar nuevas metas estéticas relacionadas con el contexto en el que se representan. Mantener la sincronía entre el lenguaje corporal y el espacio de trabajo es fundamental para alcanzar los mejores resultados. Además, al sincronizar los movimientos con el resto del grupo, se pone en marcha uno de los principios ancestrales de este arte marcial, un sistema de conocimiento que guía al practicante para saber siempre en qué lugar se halla su oponente y sentir así su proximidad. Ello fomenta la llamada visión periférica para dar oportuna respuesta a un ataque que procede por la espalda o por los costados.

El trabajo en grupo también sirve para practicar variaciones en la velocidad de ataque y repliegue, acompasándose a los movimientos de un posible oponente.

Sin duda, la práctica en grupo permite el desarrollo personal a partir de la comunicación que se genera con los demás, además de brindar el apoyo necesario en los momentos más críticos.

Formas con armas

Las formas más comunes del Tai Chi son sin armas, de todas formas existen numerosas formas con armas que se enseñan a los estudiantes avanzados. Las armas más comunes son la espada china para una mano, recta o de doble filo (Jian), la vara larga (Gun), el sable chino (Dao), el abanico, la vara corta

(Qi Mei Gun), la vara de tres metros (Dagan), la lanza (Qian) y la alabarda china (Gun dao).

Estas armas no son específicas de este arte marcial sino que constituyen un patrimonio de las artes marciales chinas. En sus orígenes, lo importante era el conocimiento de las técnicas y de las características del arma, pero en la actualidad se hace un mayor énfasis en las secuencias.

Cada arma tiene un desarrollo específico. La práctica sin armas ayuda a fomentar una sólida base en la que se fortalece el cuerpo humano, desde las piernas hasta los brazos, los hombros o la cintura. El uso de las armas refina el ánimo y la sensibilidad.

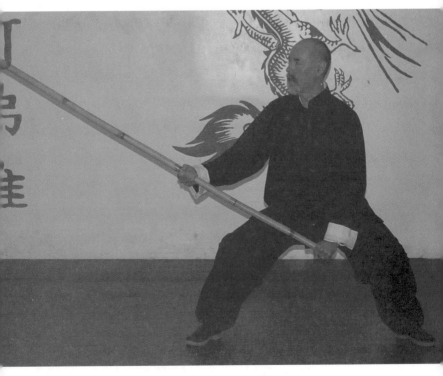

El sable

El sable o Dao fue el arma más utilizada por los guerreros chinos. Existen más de 40 tipos diferentes de sables, pero el más empleado tradicionalmente ha sido el sable de hoja muy ancha en la punta.

Su manejo, que es de vital importancia para desarrollar la energía, exige la coordinación de todas las partes del cuerpo humano. Dicha energía es proyectada a través de los brazos pero gobernada desde la cintura. El contacto con el filo del sable enemigo se evita a toda costa, pero si se produce, se

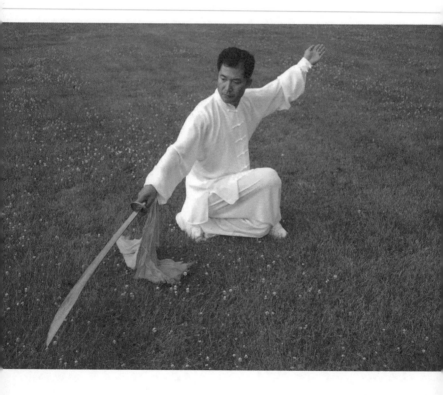

debe tratar de acompañar en lugar de interceptarlo como haría un occidental.

La práctica del sable desarrolla el yin y su símbolo es el tigre. La secuencia de trabajo del sable consta de 36 formas, que son una adaptación de las acciones con el arma. El trabajo se realiza con un sable de madera para evitar accidentes y hacerlo en un entorno seguro. Su utilización debe hacerse con la intencionalidad adecuada y de manera relajada, lo que permite avanzar conceptos como el recorrido espiral de la potencia. El practicante inexperto tiende a agachar la cabeza, a mover las extremidades de manera descoordinada y a despegar el sable de su cuerpo, independientemente de los movimientos que requieren su apoyo. En el sable existen trece técnicas básicas:

1) Tajo horizontal (Kan)
2) Cortar (Duo)
3) Arañar (Hua)
4) Rozar (Gua)
5) Alzar (Liao)
6) Sujetar (Zha)
7) Desviar (Lu)
8) Partir (Tajo vertical) (Pi)
9) Enroscar (Tajo circular) (Chan)
10) Incitar (Shan)
11) Bloquear (con la hoja) (Lan)
12) Interceptar (con el filo) (Jie)
13) Resbalar (Hua)

La espada recta

La espada recta o Jian es una espada de doble filo cuyo extremo está sumamente afilado y es ágil y flexible. Su empleo requiere precisión y velocidad, ya que se trata de un arma ligera.

Su utilización en las escuelas de Tai Chi precisa de estudiantes de nivel avanzado, que hayan adquirido los conocimientos imprescindibles ligados al Tai Chi, esto es, una vez dominados los aspectos posturales.

La espada debe integrarse en el propio cuerpo a partir del movimiento que se origina en los pies, se dirige con la cadera y se expresa a través de los brazos. Se suele entrenar con una espada de madera, aunque para una práctica adecuada es fundamental el ensayo con la espada, ya que de esta forma se utiliza un peso correcto que fortalece la muñeca en su justa medida y se realiza un trabajo correcto de hombros.

A partir de las diferentes técnicas se asimilaron 25 movimientos básicos a partir de una serie de técnicas básicas.

- Golpeo (Ji): En esta técnica, la punta y la parte frontal de la espada son utilizadas para atacar el adversario. La energía interna proviene del antebrazo y es liberada por este cuando asesta el golpe ágil.

- Estocada (Ci): Es una de las técnicas que se usa con mayor frecuencia, ya que en ella la punta es empujada de forma ágil y potente para atacar el adversario. Este empuje se hace en línea recta, ya que de lo contrario la espada puede fácilmente doblarse o romperse. El ataque se dirige a una parte concreta del cuerpo humano.

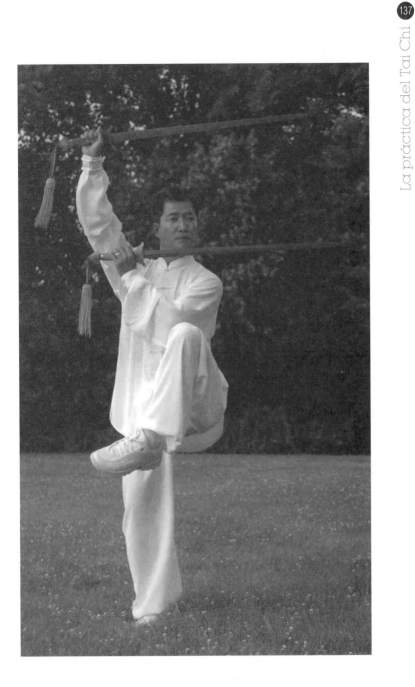

- **Parada (Ge):** En esta técnica la espada se pega o sigue el arma del oponente de forma suave. Los pies deben trabajar en continuidad, sin interrupciones, protegiendo el cuerpo de forma que pueda seguir el ataque. La técnica más común para bloquear el arma del adversario tiene dos variantes: una con la punta de la espada hacia arriba y otra con la punta hacia abajo.

- **Limpiar (Xin):** La punta de la espada se mueve en círculos hacia arriba y hacia debajo de forma alterna. Este movimiento ayuda al fluir lento de la energía Chi del cuerpo humano, y favorece la coordinación de movimientos entre la espada y el practicante.

- **Tirar (Chou):** Se trata de un movimiento que trata de anticiparse al adversario con el fin de provocar su caída en la dirección de su propio movimiento. La punta de la espada se emplea para golpear la muñeca del adversario. En este movimiento es importante la agilidad para hacer más eficiente la técnica y emplear la fuerza adecuada de trabajo.

- **Voltear (Ti):** La punta de la espada voltea el arma del adversario realizando un corte que va de arriba abajo. La energía interna procede del brazo y su efectividad depende más de la técnica empleada que no de la potencia.

- **Hincar (Beng):** Es un movimiento ascendente, rápido y potente, hecho con la punta de la espada, que procede de la muñeca y el antebrazo.

- **Tajo (Pi):** En esta técnica se emplea la parte media del filo de la espada para cortar con fuerza de arriba abajo. Requiere un entrenamiento adecuado de pies y mucha práctica para la utilización de la espada de manera correcta y fiable.

- **Punzar (Dian):** La punta de la espada golpea recto hacia abajo en un movimiento pequeño, explosivo, potente y rápido. La energía procede de la cintura, lo que provoca que el oponente al final deba soltar el arma como resultado del ataque.

- **Remolino (Jiao):** La espada se mueve en círculos horizontales o verticales. La energía interna proviene de la cintura y se dirige hacia el antebrazo y la muñeca.

- **Empujar (Ya):** Es una de las técnicas más comunes, consiste en empujar el arma del adversario hacia debajo de forma que quede inmovilizada y bajo control. La energía interna procede de todo el cuerpo y se emplea cualquier parte de la espada para conseguir el objetivo.

- **Interceptar (Jie):** Es una técnica común que precisa de equilibrio y calma, ya que tiene como base la espera del golpe del adversario. Significa esquivar un ataque frontal con la consiguiente defensa. El filo de la espada se emplea para bloquear el cuerpo del adversario, en la zona de la muñeca o el brazo.

La técnica de la lanza

La técnica de la lanza (Qiang Fa) es popular en oriente, goza de gran prestigio y está considerada como un arma noble. Se trata de una de las técnicas más sofisticadas por la belleza de su práctica, la fuerza y suavidad de su manejo y por los beneficios energéticos y corporales que produce.

Requiere de una gran práctica y de una buena forma física, ya que brazos y cintura deben soportar algunos esfuerzos notables.

La lanza suele personalizarse para cada usuario, debe ser igual a la altura del practicante con el brazo alzado verticalmente sobre la cabeza y estar hecha con alguna madera noble y está rematada por una punta afilada. Entre la punta y el palo suele atarse una borla roja que anteriormente tenía como misión evitar que la sangre de los enemigos resbalase por el asta y que hoy en día sirve para marcar la línea del enemigo.

En la forma completa de lanza, la secuencia de movimientos se divide en tres grupos de cuatro acciones más una acción extra.

1- Si Nian Qiang (Cuatro estilos de adherirse con la lanza)
2- Si Li Qiang (Cuatro estilos de separar la lanza)
3- Si Reng Qiang (Cuatro estilos de lanzar la lanza)
4- Yi Chan Qiang (Un estilo de envolver con la lanza)

Entrenamiento para principiantes

Una sesión de Tai Chi Chuan para principiantes consta de:

- Ejercicios de abertura de articulaciones y estiramiento de músculos y tendones.
- Chi Kung para centrar la atención y la respiración.
- La práctica de la secuencia (formas): Se refiere al aprendizaje de posiciones y movimientos de una secuencia prefijada. Este es el centro de la práctica.
- Hay diferentes secuencias, el principiante suele aprender la secuencia abreviada de 24 movimientos conocida como 24 continental o 24 Pekín (Beijing) basada en el estilo Yang. A partir del año 2000 se ha difundido otra secuencia más esquemática como la de 8 movimientos, cuyo aprendizaje es más sencillo.
- Ejercicios de estiramiento.
- Ejercicios de relajación.
- Ejercicios de respiración.

Entrenamiento de combate y competiciones

El combate libre es uno de los aspectos menos conocidos y más controvertidos del Tai Chi Chuan. El Sanshou, traducido como manos libres o combate libre es una categoría de combate entre dos luchadores de acuerdo a ciertas reglas fijas. La competición es en diferentes categorías de peso y el sistema de competencia busca la acumulación de puntos o el fuera de combate (*knock out*). Para ganar se debe salir vencedor en dos asaltos sobre tres con la duración de dos minutos cada uno por minuto de descanso. Se lucha sobre una plataforma lisa y los deportistas usan protecciones en todo el cuerpo, además de jueces que fiscalizan la pelea.

El reglamento permite golpes de puños, patadas, proyecciones y derribes. No se permite el uso de codos y rodillas, y esta permitido golpear todo el cuerpo, exceptuando la nuca, el cuello y la zona genital.

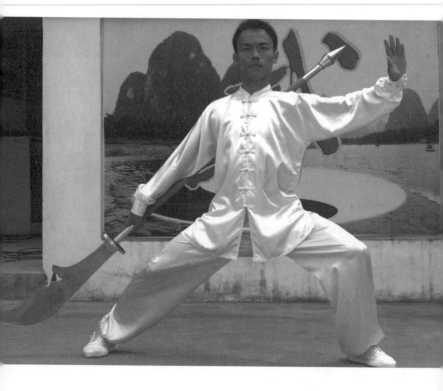

Bibliografía

Aichlseder, Frank; Oberlack, Helmut, *Taijiquan für Einsteiger: Ein Special des Taijiquan & Qigong Journals*, A & O Media, 2003.

Cohen, Kenneth S., *The Way of Qigong: The Art and Science of Chinese Energy Healing*, Ballantine Books Inc., 2000.

Docherty, Dan, *Tai Chi Chuan: Decoding the Classics for the Modern Martial Artist,* The Crowood Press, 2009.

Hilt, Michael, *Tai Chi,* Editorial Hispano Europea, 2005.

Iknoian, Therese, *Tai Chi For Dummies*, John Wiley & Sons, 2001.

Kiew Kit, Wong, *Complete Book Of Tai Chi Chuan: A comprehensive guide to the principles and practice*, Vermilion, 2001.

Kumar Frantzis, Bruce, *The Power of Internal Martial Arts and Chi: Combat and Energy Secrets of Ba Gua, Tai Chi and Hsing-I,* Blue Snake Books, 2007

Liao, Waysun, Chi: *Discovering Your Life Energy*, Shambhala Publications Inc, 2009.

Lowenthal, Wolfe, There are No Secrets: *Professor Cheng Man-Ching and His T'ai Chi Ch'uan*, North Atlantic Books, 1992.

Olson, Stuart Alve, *Steal My Art: Memoirs of a 100 Year Old T'ai Chi Master, T.T.Liang*, North Atlantic Books, 2002.

Tai Tak, Ip, *Tai Chi Chuan Revelations: Principles and Concepts*, Tai Chi Worldwide Limited, 2001.

En la misma colección

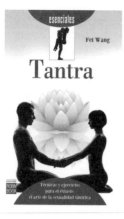

TANTRA
Fei Wang

Tantra es un camino de realización personal que pretende alcanzar un estado de paz duradera –lo que los místicos denominan Iluminación– mediante el control del deseo. Pero el tantra también es algo más que una mirada al sexo y al erotismo, es la capacidad para mirar en el interior de las personas y conocer así nuestra verdadera naturaleza, con el fin de que podamos amarnos a nosotros mismos. La energía sexual es la base de la que se nutre el tantra, su punto de partida. De ahí que este libro profundice en esta milenaria disciplina oriental de cara a que el entusiasta lector de esta guía aprenda a transformar esta energía en crecimiento espiritual.

REFLEXOLOGÍA
Kay Birdwhistle

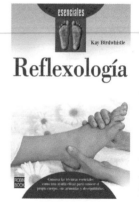

Cuando se tiene una dolencia o se sienten emociones negativas, una opción es sufrirlas y la otra –más inteligente– es intentar controlarlas o suprimirlas. La influencia benéfica y relajante de la reflexología está fuera de toda duda. A través del estudio de las plantas de los pies, un terapeuta puede comprobar las conexiones energéticas de cada área de nuestro organismo y, mediante una serie de técnicas, puede fortalecer el sistema inmunológico, reducir el estrés, depurar y drenar toxinas o trabajar las emociones profundas y los miedos. Este libro brinda la oportunidad de conocer las técnicas esenciales de la reflexología para que todo el mundo las pueda ir incorporando a su vida diaria y sean una ayuda eficaz para conocer el propio cuerpo, sus armonías y sus desequilibrios.

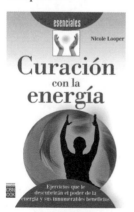

CURACIÓN CON LA ENERGÍA
Nicole Looper

Todos los seres vivos poseen fuentes de energía que vibran a una frecuencia determinada. Esta energía dinámica alimenta cada parte del organismo para que funcione de manera correcta. Si sucede un bloqueo, la salud física, emocional o espiritual puede verse mermada e inducir a la enfermedad. Este libro explora los diferentes mecanismos que llevan a la curación a partir de las diferentes técnicas existentes, desde la acupuntura a las flores de Bach pasando por técnicas como la cromoterapia o los cristales de cuarzo. Todo ello fundamentado en los principios de la resonancia de la energía y en la polaridad de los elementos.